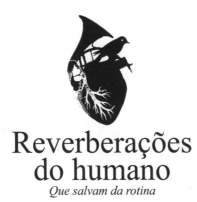

Reverberações do humano
Que salvam da rotina

Luís Beck da Silva Neto

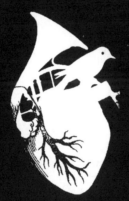

Reverberações do humano
Que salvam da rotina
CRÔNICAS

1ª edição / Porto Alegre-RS / 2023

Capa: Marco Cena
Produção editorial e revisão: Maitê Cena e Bruna Dali
Produção gráfica: André Luis Alt

Dados Internacionais de Catalogação na Publicação (CIP)
_____

S586r   Silva Neto, Luís Beck da
         Reverberações do humano: que salvam da rotina. / Luís Beck da
    Silva Neto. – Porto Alegre: BesouroBox, 2023.
         144 p. ; 14 x 21 cm

         ISBN: 978-85-5527-115-1

         1. Literatura brasileira. 2. Crônicas. I. Título.

                                                                     CDU 821.134.3(81)-9
_____
Bibliotecária responsável Kátia Rosi Possobon CRB10/1782

Copyright © Luís Beck da Silva Neto, 2023.

Todos os direitos desta edição reservados a
Edições BesouroBox Ltda.
Rua Brito Peixoto, 224 - CEP: 91030-400
Passo D'Areia - Porto Alegre - RS
Fone: (51) 3337.5620
www.besourobox.com.br

Impresso no Brasil
Maio de 2023.

*Dedico este livro ao meu filho Pedro,
por ter dado novo colorido à vida
e inspirado meu prazer de escrever.
E à Suzana, minha mulher,
que tem sido a lente para esta visão.
E a meu pai, que tem sido,
na ausência, cada vez mais presente.*

Sumário

Prefácio - Aidir Parizzi 11
O que dá sentido à vida? 13
Fine feathers 15
Olhando o mar 17
Surfe após os 50 18
Apito final 20
A herança do afeto 22
Admiração 24
Onde se guarda a amizade? 25
Formados há 25 anos 27
À janela 28
Amiga virtual 29
Amigos dos pais 31
A água que passa 32

Mensagem póstuma
à Irmã Genoveva Guidolin (Genô) 34
Até logo, Isnard! 36
Sessão de autógrafos 38
Com cinco anos 41
Da série: *tamo* Perdido 42
Aqui é melhor 43
Noronha 45
Aniversário no Facebook 47
Choro 49
Encontro marcado com o Sol 51
O meu Deus 52
Ataque a hospital. Ah não, isso não! 53
A Medicina não é óbvia 55
Desgarrados 58
A vitória está em casa 59
Coldplay em Porto Alegre 61
Brasil amadurecendo 62
Era 24 de dezembro em Canela 63
Toco tango 65
Fantasia e arte 67
Dieta líquida 68
Contentamento 69
Festa de criança: sentido da vida 70

Ditos e não ditos... 71
Quando aglomeraremos?.................................. 72
Filho.. 74
Eco fetal... 75
Do outro lado do balcão................................... 76
Teremos que aprender a navegar novos ventos....... 79
Fortaleza alada... 81
Em 1995.. 82
Fim de tarde... 83
Não fiz o tema!.. 84
Natal *off line*.. 86
Fim de ano... 88
Google Earth e a vida real............................... 89
O motivo da consulta.. 91
It is all about walking the dog........................... 92
Sonhei com a Vó Ester...................................... 93
Obrigado... 95
Jogo da Copa... 97
Sons e silêncios do verão.................................. 98
Um dia (perfeito) de praia................................ 99
Carnaval na praia... 101
Palavras fortes... 103
Sobre o que desejar
a um filho formando em Medicina.................. 104

Voltando à terra natal 106
Paradoxos 108
Pela metade 109
Mens Sana in Corpore Sano 110
Primeiro dia 113
O Natal e a vontade de viver 114
Mulher escabelada 116
Norte 117
Plantão 118
Semelhanças 120
Ponto de vista 121
O que fazer enquanto vivo? 122
Um naco da alma de meu pai 123
O ser humano é genuinamente mau? Ou bom? 125
Sobre a qualidade do fim 127
Sobre confiança e obstinação 130
Pós-férias 132
Uma tarde de consultório 134
Uma boa história 135
Réveillon: o que importa? 137
Seu Jorge & Daniel Jobim: eu fui! 138
Suíça 140
Lua de despedida 141
Sentido 143

Prefácio
Aidir Parizzi

Franz Kafka, em carta a um amigo, escreveu que "deveríamos ler somente livros que marcam ou ferem. Se a obra que estamos lendo não nos desfere um golpe, para que lê-la?" As crônicas de Luís Beck da Silva Neto nos acordam para questões existenciais, provocam reflexão constante e fazem com que nos identifiquemos com o autor, com seus pacientes e, sobretudo, com aspectos do comportamento humano, sempre relatados com cuidado e sensibilidade excepcionais.

Luís tem o dom de, em poucos segundos, nos fazer mergulhar em cenários e mentes, aproximando-nos afetivamente de suas marcantes vivências. Na leitura de um momento, na empatia e no autoconhecimento, o autor reconhece beleza e virtude no sofrimento, na dificuldade, na alegria, nas conquistas e nas perdas. Tanto na exultação de êxitos e descobertas como nas agruras e na proximidade do fim, somos impelidos a compreender o valor imensurável da compreensão e do serviço que podemos oferecer aos outros.

No retorno à cidade natal, Luís se depara com um temido e inexorável encontro com aquilo que deixou de ser e existir. Na experiência pessoal e profissional, emergem valiosas lições do cotidiano, admiração pela mente livre e aberta do filho e receitas preciosas para uma vida que vale a pena. De forma despretensiosa, sugere até soluções para o Brasil voltar a ganhar copas e colecionar medalhas olímpicas. Por mais que se acumulem anos de estudo e inúmeras experiências acumuladas, Luís demonstra que não tem receio da própria vulnerabilidade, nem acanhamento em aprender constantemente, demostrando que a vida não deve ser medida em anos, mas sim em esperança e plenitude.

Como médico, Dr. Beck da Silva cuida de corpos sem esquecer das mentes e dos espíritos, nos quais por vezes residem perenes soluções. Diante da morte, transpira humanidade, recordando-nos de que aquilo que toma a maior parte do nosso tempo acaba, fatalmente, perdendo uma importância que nunca teve.

Na frequência de *Reverberações do humano*, saboreamos textos inspiradores que transformam e mexem com sentimentos e percepções. Para os leitores, são injeções de otimismo e emoção que nos nutrem com esperança, impulso maior da vida.

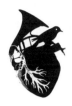

O que dá sentido à vida?

Ouvi estes dias de um amigo: a rotina mata! Hoje estava eu, às 7 horas da manhã, na sala de prescrição do hospital, registrando no computador a visita que acabara de fazer a uma paciente. Nada mais rotineiro. Nada de excepcional.

De repente, uma funcionária coloca na minha frente um bloquinho de papel e lasca a seguinte pergunta: Doutor, o Senhor pode me ajudar comprando uma rifa?

Naquele momento, vê-se a capacidade que nosso cérebro tem de realizar pensamentos muito rápidos... Juro que pensei uma série de possibilidades de motivos que aquela pessoa poderia estar interessada em me vender uma rifa. Juro que todos estes pensamentos devem ter durado meio segundo. Consequentemente, meu cérebro começou a preparar possíveis saídas honradas para a situação. Depois destes rápidos pensamentos, me ocorreu respondê-la: rifa! Para que estamos fazendo rifa? Vamos ver...

E ela então me respondeu com um sorriso largo:
— Para o aniversário de 15 anos de minha filha.

No milésimo de segundo seguinte, li o que estava escrito no bloquinho de papel: um sonho de 15 anos. Data do sorteio: 30 de julho de 2019 (daqui a 3 meses).
Me amoleci:
— Quanto é a rifa?
— São dois reais, Doutor.
Paguei. E ela:
— Muito obrigada. O Senhor comprou minha primeira rifa!
Olhei pra ela, agora com algum vagar, e disse:
— Que o sonho de 15 anos se realize!

A cena deve ter durado não mais de 10 segundos, mas fez com que meu cérebro saísse completamente da rotina! E, se a rotina mata, estes atos salvam!

Refleti... Esta mãe dispõe-se a abordar estranhos que encontre no caminho, para pedir contribuições de DOIS reais para realizar uma festa de aniversário de 15 anos de sua filha. Que esforço! Que monumental manifestação de real e genuíno AMOR!

E quando a festa estiver acontecendo, e estiver sendo bem sucedida... Imaginei sua filha de 15 anos agradecendo sua mãe, que vendeu rifas por meses para que aquilo acontecesse. A filha se desmancharia em lágrimas e levaria todos os não-pobres-de-espírito às lágrimas!

Aquele gesto humano me preencheu de sentido. Me tirou da rotina. E, repito, se a rotina mata, estes atos salvam! Por dois reais!

(Zero Hora, Porto Alegre, RS – 7 de maio de 2019.)

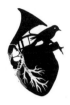

Fine feathers

Estava eu aguardando elevador no hospital. Um casal que se aproxima toma conta da minha atenção. Ambos beirando os 80 anos, frágeis, muito bem arrumados e com uma vasta sacola de exames em punho. Caminhavam com aquele olhar de turista na esquina e sem mapa. Era época de isolamento social e de ambientes esvaziados. Logo me prontifiquei para auxiliá-los. Ela me disse o andar. Indiquei o elevador e o sentido. Ficamos vidrados na luzinha do elevador que indicava o andar... Em silêncio.

Naqueles segundos, observei o casal... Aquele era "o" evento do dia, talvez do mês. Ambos escolheram o melhor sapato, ele a melhor camisa, ela a melhor saia. Ela estava penteada, possivelmente com laquê. A bolsa combinava com o sapato e com o cinto. Estavam, pode-se dizer, embecados. Depreendi que ele era o paciente, pois estava pálido e mais frágil que ela. Ela carregava a sacola de exames. Ele carregava uma bengala bem lustrada e vestia uma boina. A camisa tinha abotoaduras. O preparo para aquele momento havia sido grande.

Me veio à cabeça um ditado inglês... E os ditados sempre carregam verdades: *fine feathers make fine weathers*. Em tradução literal: boas penas trazem bons climas. Aquele casal estava prestes a decidir sua vida numa consulta médica, possivelmente com um médico que não conheciam. A fragilidade de ser paciente, de estar doente, de estar com idade avançada, de estarem sozinhos, de demandar ajuda, era a figura do desamparo. A beca, o preparo para aquele encontro, denotava a importância do momento. Denotava a necessidade de serem bem-vistos, de receberem atenção, de serem valorizados, de serem atendidos no sentido mais amplo da palavra. Suas apresentações eram a primeira via de comunicação com seu médico. Estavam, assim, valorizando o médico, valorizando a si próprios e valorizando o momento.

Costumamos nos arrumar de forma especial para formaturas, casamentos... Para este casal, que esperava elevador na minha frente no hospital, aquele era o evento mais importante da vida!

Os filhos não puderam vir junto, um moraria na Espanha, outro em São Paulo. Estavam isolados dos netos. A consulta era importante. A doença, grave. A roupa, a tábua de salvação, que gritava: socorro!

(Zero Hora, Porto Alegre, RS – 25 de junho de 2020.)

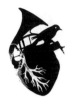

Olhando o mar

A felicidade extrema pode ser um pouco triste. Senti isso ouvindo "What a wonderful world", de Louis Armstrong, olhando o mar e bebendo um vinho com amigos verdadeiros.
A felicidade é efêmera, é momentânea. Quando nos damos conta, sabemos que ela escorrerá. Passará. Talvez aí a origem da emoção. Quando marejamos os olhos de felicidade, choramos o quanto ela é efêmera.
No entanto, viver momentos de felicidade é tão incrivelmente bom... Mesmo que ela nos fuja em seguida...
Quem não os têm, corre o risco de achar que alguém é feliz o tempo todo... E assim, sentir-se infeliz... O tempo todo.
A felicidade extrema pode ser um pouco triste. É breve. Mas é um passaporte para sabermos que não somos infelizes.
Pelo menos não o tempo todo.

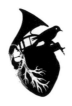

Surfe após os 50

Surfar era mais uma "febre". Uma "novidade". Segundo meus pais, uma moda.

Surfar aos 16, nos anos 80, era uma forma de diversão, uma forma de inclusão na turma da praia e, sem dúvida, obviamente, um prazer. Surfava pela manhã e à tardinha, por quase todo o verão. No inverno, organizávamos campeonatos de surfe entre os amigos, embora fosse mais uma excursão ao deserto litoral gaúcho para passar frio e comer massa.

Na sequência, a vida adulta, a profissão, o trabalho, o casamento, o filho e a casa na serra me afastaram do mar por décadas.

Acalentava, no entanto, num recanto dos meus desejos, retomar o hábito de surfar...

Enfim, em janeiro de 2022 os astros se alinharam, Netuno falou mais alto, o vento parou e a previsão era de mar liso pela manhã...

Às sete da manhã, me dirigi ao mar. Na companhia do meu desejo, estacionei à beira-mar... Uma limitação: onde deixaria a chave do carro? Nos meus 16 anos, a chave do carro ia no bolso, fechado com velcro. Nos tempos atuais, a chave é um artefato eletrônico. E agora?

Os cabelos brancos permitiram bater na Tenda da Ivonete, que arrumava os seus apetrechos para vender pastel na praia: "A Senhora poderia, por favor...". Pronto. A chave estava guardada.

Entrei na água gelada do Atlântico Sul e, como previsto, o mar estava fácil de entrar. Cheguei até o "pico" das ondas. Sentei-me na prancha...

Bom... agora é esperar uma onda...

Ali, sentindo as ondulações, observando os demais surfistas, o cérebro vai se simplificando, se conectando com os mandos do mar... Ali ninguém usa celular, não entra WhatsApp, não existe COVID, ali ninguém tem CPF, CNPJ, PIX... Ali, esquerda ou direita são apenas os lados para onde a onda quebra.

Ali estão todos observando a entrada da "série".

– Tá quebrando melhor pra direita hoje...

Avisa alguém.

De repente, uma onda me chamou pelo nome. E vinha vindo... Me preparei pra entrar na onda... Remei como um condenado...

Num instante mágico, a prancha passa a deslizar sozinha, pela força da natureza em seu estado original. O prazer do movimento! A visão da prancha cortando a superfície lisa da onda, o descanso momentâneo dos braços e uma sensação muito difícil de descrever em palavras... Talvez uma tradução seja dizer que surfar é como transar com a natureza!

Recomendo!

(Zero Hora, Porto Alegre, RS – 24 de janeiro de 2022.)

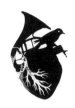

Apito final

Relacionamentos humanos, quando duradouros, certamente têm múltiplas etapas. Não são todos iguais entre si. As fases mudam consideravelmente com o passar do tempo.

Neste quesito, parece-me primordial aprender com os "mais velhos". Pelo menos absorvendo os bons exemplos daqueles que parecem ter uma vida contente, de companheirismo por uma vida inteira e octogenários.

Idosos com longos casamentos que perdem seu cônjuge, com frequência tenho a sensação de que ficam pela "metade". Como se tivessem perdido um naco de si próprios. Uma perna ou um braço ficam faltando...

Recentemente, ao dar notícias à esposa de meu paciente de 85 anos que estava em estado muito grave no CTI, nossa conversa se estendeu... As notícias não eram das melhores... E ela foi entendendo, aos poucos, as dificuldades da situação. Contou-me que ele já andava muito frágil, mesmo antes da hospitalização, que ela acordava para acompanhá-lo até o banheiro quando ele levantava para urinar à noite e andava ajudando-o também para tomar banho...

Contou-me também que neste período que ele está hospitalizado, ela segue acordando à noite com frequência, como se precisasse acompanhá-lo para urinar, mas estranha muito que ele não esteja ali, ao lado dela...

Lembrou-se do comentário recente dele ao receber o auxílio habitual para o banho:

– Nunca nos abraçamos tanto como agora... E sorriu...

Nesse momento, seus olhos marejaram. Teve que enxugá-los.

– São 61 anos juntos. Muita vida envolvida... – Disse ela. Sem esconder os soluços.

Seguimos a conversa sobre o estado de saúde do paciente, encaminhando-se para a irreversibilidade.

Ficou guardado naquele momento uma expressão de enorme afeto, grande parceria genuína, de real conexão, mesmo aos 61 anos de casados.

Ficou também um ensinamento para quem quiser ouvir: não deixe para abraçar seu companheiro ou companheira apenas quando ele precisar de auxílio no banho.

Aproveite intensa e plenamente a vida a dois, antes dos descontos e da prorrogação.

Um dia chega o apito final.

(Zero Hora, Porto Alegre, RS – 11 de dezembro de 2022.)

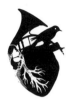

A herança do afeto

Me criei tomando Pepsi-Cola aos domingos, pelo menos. O carro de meu pai tinha banco inteiro na frente, pois era a forma que permitia caberem seis pessoas no carro. Mudança de marcha era feita ao lado do volante. Cintos de segurança eram colocados para baixo do banco já na compra do veículo, portanto, nunca utilizados. Viajávamos pelo estado e até pra fora, sem cinto.

Andava de bicicleta à noite, na rua, em grupo. Obviamente sem capacete.

De tanto que meus pais fumavam, nenhum dos filhos seguiu o hábito – o que pode ter sido um bom ensinamento, pelo mau exemplo.

Hoje, nas refeições em família, me mordo de vontade de tomar uma Coca-Zero. A memória afetiva das comidas e bebidas da infância fica como uma impressão a tinta-óleo em nosso DNA. No entanto, me policio e peço água mineral com limão espremido, afinal, preciso dar o exemplo ao meu filho. Não vamos nem até a esquina sem cinto de segurança e exijo que ele puxe também o cinto. Para a bicicleta, patinetes e afins, vestimos um capacete... E assumimos como regra. De tanto nos dedicarmos a passar os melhores hábitos aos filhos, acabamos nos tornando melhores. Hoje, já peço água com limão espremido, por preferência. De tanto forçarmos um hábito neles, nos tornamos também "habituados".

Agora, o que explica a transmissão genética de nossos hábitos ou gostos aos nossos filhos? Se adquirimos um hábito, no decorrer de uma vida, como isso passa aos descendentes?

Neste Natal, recebi de minha irmã o carinhoso presente de um prato de arroz de forno. Preciso explicar que arroz de forno era uma presença obrigatória em nossos Natais e finais de ano, em geral feito e trazido por uma tia que, por sua vez, herdara dos avós... Era uma assinatura da ceia.

Meu filho, inicialmente não deu muita importância ao arroz de forno presenteado. Quase desdenhou. Até prová-lo. Provou, e não parou de comer! Depois que esfriou, tratou de requentar e comer todo o arroz!

Gostaria de entender por que, de tanto ensinar, aprendemos... De tanto querer que nossos filhos sejam melhores, melhoramos...

E por que, de tanto gostar, sem ensinar nada, por nem um minuto, passamos toda a herança do afeto?

(Zero Hora, Porto Alegre, RS – 4 de janeiro de 2021.)

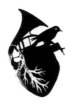

Admiração

Um ser humano que admiro e respeito muito é o idoso, inteligente, lúcido e doente. Este tipo congrega a experiência da vida longa, a sabedoria agregada pela inteligência e o humanismo franco trazido pela doença. Uma combinação incrível para trocas reais, verdadeiras e arrebatadoras sobre o viver. E o morrer. Alimentam a alma.

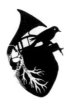

Onde se guarda a amizade?

O cérebro humano é, sim, cada vez mais entendido e estudado. Como quase tudo na vida, quanto mais se sabe, mais perguntas se tem. Onde, no cérebro, ficam guardados os idiomas que aprendemos? Onde ficariam guardadas as amizades? Vendo pacientes e doentes todos os dias, estas perguntas vêm e palpitam.

Um brilhante paciente meu, Rodolfo, realmente conhecido pela sua intelectualidade, teve um AVC. Perdeu praticamente toda a fala, a capacidade de escrita e possivelmente muito de sua cognição. No entanto, com parca comunicação, restara uma incógnita de quanto realmente entendia do que se passava ao seu redor. Ele lia jornal.

Poucas palavras eram ditas muito eventualmente. E quando vinham, eram em francês: a língua em que fora primeiramente alfabetizado na infância. Até aí, nossos neurologistas explicam. As lesões do córtex cerebral acabam por preservar o que há de mais primevo, portanto, o que aprendemos primeiro é mais facilmente "guardado".

A vida com as sequelas neurológicas mudou diametralmente. Limitações de toda ordem. Comunicação: quase zero. A vida seguia, pacata e limitada.

Um dia, um de seus melhores amigos, um amigo de muitos bares onde costumavam tocar e cantar juntos, de festas da juventude, dos debates intelectuais da maturidade, de admirações mútuas, veio a falecer.

O falecimento foi noticiado no jornal e no rádio. Como comunicaríamos Rodolfo sobre a morte do amigo? Seria entendido? Haveria sofrimento?

Dias após houve uma reunião familiar na casa do meu paciente. Reuniram-se familiares e amigos íntimos. Sentaram-se todos à mesa. Serviam vinho. A esposa, matriarca da reunião de família, puxou o brinde. E disse:
– Vamos brindar ao querido Eugênio. Que sua alma esteja em paz.

Todos aproximaram os cálices de vinho tinto. Rodolfo aproximou seu copo de guaraná. Neste momento, percebeu-se que Rodolfo falaria algo. Havia um esforço. Todos atentaram. E com o braço erguido na posição do brinde, balbuciou:
– AMIGO!

A emoção e perplexidade de todos foi imediata. Silêncio e incredulidade pairaram por alguns segundos. A esposa o abraçou demoradamente. Todos marejaram os olhos.

Quando ouvi este relato, além da emoção imediata, pensei o quanto uma amizade verdadeira pode ficar impregnada em nosso cérebro. O quanto pode representar nossa mais profunda raiz. Uma impressão perene à prova de AVC's, à prova até da afasia.

Que possamos todos ter amizades com tanto sentido, que mesmo quando não pudermos falar, reste a palavra AMIGO, e brindemos.

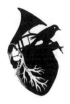

Formados há 25 anos

Difícil definir ou descrever o que representa um encontro de turma como o que acabamos de presenciar.
Como disse a Rosa: como um domingo feliz em família!
Mas é mais que isso...
Somos um a memória do outro. Sabemos virtudes e defeitos uns dos outros. E convivemos BEM com ambos.
Já começamos a falar de nossas mazelas físicas... Mas é salutar compartilhar e saber que, na travessia, o barco ao lado pode ter o mesmo furo que o nosso. E sobretudo, rirmos de tudo!
Assistimos, de tempos em tempos, o crescer das famílias... Agregados são assimilados como membros efetivos...
E assim, visualizamos o desenrolar da própria vida...
O sentimento de pertencimento é que nos localiza e nos dá mais firmeza para seguir em frente!

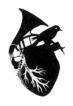

À janela

No avião, gosto de sentar à janela. Quando sento no corredor, não parece que viajei. Gosto de ver onde ando. De onde estou saindo, para onde estou indo. Gosto de ver o caminho. Mesmo que, no caso do avião, os caminhos sejam nuvens, apenas. E por que não seria bom estar nas nuvens? Gosto da janela. Me distraio. Realmente viajo. Tenho ideias. Como um fósforo, que só liga fora da caixa.

Na vida, como numa viagem, gosto de estar também na janela, percebendo o que se passa, mastigando os momentos, vendo de onde estou saindo, para onde estou indo. Vendo nuvens ou turbulências, prefiro a janela.

Como agora...

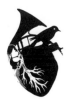

Amiga virtual

Senhora de 82 anos vem consultar para uma revisão de rotina.

Arrumada para consultar o doutor: blusinha Burma com um casaquinho bege por cima e um chale de crochê cor salmão. Cabelo feito e um batonzinho discreto. Brincos de pérola e um colar, também de pérolas. Unhas feitas...

Após cumprirmos pontos básicos da consulta ela pergunta:

Doutor, quero saber se posso ir a Sao Paulo daqui a uma semana.

– Como a Senhora vai? – Imaginando eu que ela me responderia com que companhia iria viajar... Ao que ela prontamente retrucou:

– Vou de avião, ora!

Perguntei:

– Mas com quem a Senhora pretende viajar?

– Sozinha. Por quê?

– A Senhora tem experiência em viajar de avião?

– Sim tenho muita. – E continuou: – Chego no aeroporto e finjo que mal consigo caminhar... Em seguida me sentam numa cadeira de rodas e então a partir daí não preciso me preocupar com mais nada... Sorriu ela.

E o que a Senhora vai fazer em São Paulo?

– Vou visitar uma amiga. – Disse ela com tranquilidade... E seguiu... – Não conheço essa amiga, na verdade... É uma amiga, como se chama mesmo? Uma amiga virtual!

E eu:

– Virtual?

– Sim. Nos conhecemos *on line*... Dizia aquela facies octagenária.

Bem... O que se faz numa hora destas? Foge? Solta uma risada? Ou agradece a Deus pela oportunidade de poder ouvir pessoas?

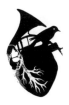

Amigos dos pais

Amigos dos pais... Um cargo à parte. Amigos dos pais frequentaram a tua casa. Às vezes por uma vida. Conhecem a família. Foram responsáveis por fazer seus pais rirem. Beberam com seus pais. Muitos, certamente, guardam confidências a eles confiadas pelos seus pais. Acompanharam em geral – doenças, crises do casal ou da família. Já aconselharam. Já se meteram e também já se afastaram. Já chegaram nas horas certas. E nas incertas. Mas estes, em geral, sabem quando podem ficar ou quando devem sair.

Amigos dos pais guardam dentro deles, em seus espíritos, ou almas, verdadeiros pedaços de teus pais. Nacos dos pais estão contidos neles.

Quando um amigo dos pais se vai, vai embora com ele, naquele barco, pedacinhos dos nossos pais também.

Segredos, confidências, memórias preciosas que se alojavam naquele amigo, vão junto.

Quando amigos dos pais partem, vai com eles um pedaço da mãe, um pedaço do pai...

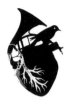

A água que passa

Comecemos pensando que toda a água do planeta é finita. A seguir, pense que toda a água que existe no planeta é a mesma água desde que a Terra se formou, seja lá quando isso tenha acontecido.

Eu, com frequência, penso como seria se pudéssemos "marcar" ou "identificar" uma molécula de água. Sim, se uma molécula de água tivesse um chip, ou se pudesse ser marcada por uma molécula radioativa e pudesse ser rastreada por qualquer recanto por onde andasse... E se uma molécula de água pudesse ser marcada PARA SEMPRE!

Poderíamos ver que esta molécula de água marcada que hoje estava em nossa água de beber, circulou por nosso corpo, filtrou pelos nossos rins e fez parte de nossa urina. Ganhou o Guaíba e repousou na Lagoa dos Patos. Evaporou e fez parte do Minuano. Choveu no Uruguai e foi absorvida por uma videira. Colhida, foi engarrafada em um vinho Tannat Reserva de alta qualidade. Viajou alguns anos presa numa garrafa e foi libertada em um restaurante do litoral espanhol, onde um casal acompanhava um final de tarde à beira-mar. Após passar para um cálice de cristal, nossa molécula de água marcada evaporou, fazendo parte do *bouquet* do vinho. Virou integrante de uma nuvem que pairava sobre os céus europeus. Viu montanhas e vales suíços e, pelo acaso, precipitou-se nas cercanias de Praga. Integrou o Rio Moldávia. Evaporou e veio a chover em Kiev. Coletada por uma família refugiada da guerra, nossa água foi usada para lavar um ferimento por arma de fogo no ombro de um civil, transformado em soldado.

A nuvem, que enquadra o visual de fim de tarde no litoral mediterrâneo, é a mesma que passa pelas famílias destroçadas pela guerra. A água do vinho francês pode ser a mesma do esgoto em Nova Delhi. A água nobre que circula em nosso sangue está a um glomérulo de distância de virar urina. Em segundos pode virar esgoto, em dias pode virar nuvem e, em meses, pode virar vinho.

Somos 90% água e a água que nos compõe já pode ter sido água do Rio Nilo, neve na Islândia ou chuva na Amazônia. Não podemos saber. Mas é certo, com toda a certeza, que as moléculas de água que nos compõem estão neste mundo desde sempre e já passaram por poucas e boas. Mas estão ali, dentro do citoplasma de um neurônio que participa deste pensamento sobre por onde passaram as moléculas de água.

A água que hidrata é a mesma que afoga. A água de um lago silente é a mesma da tempestade. A água da pimenta é a mesma do mel.

E nós? Nós somos todos feitos desta mesma água. Desta água que já foi tudo e hoje é "gente".

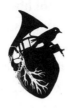

Mensagem póstuma
à Irmã Genoveva Guidolin (Genô)

– O Armando botou fogo numa classe em plena aula de português.
O que aconteceu?
– Foi pra Genô!
– O Rodrigo foi pego fumando maconha no recreio...
– Foi pra Genô.
– A Luciana já faltou aula uma semana. Os pais nem sonhavam...
– Foi pra Genô!
Irmã Genoveva Guidolin. A "Genô". Temida como o baluarte da disciplina do Colégio Rosário, acho que por quase um século! Possivelmente muito responsável por impor limites em tantos de nós, e por certamente contribuir com a educação e ensino de uma multidão de alunos. Alcançou a amizade unânime e genuína de todos os egressos do Colégio Rosário.

Frequentava nossas festas de 5, 10 e até 30 anos após a saída do colégio. Nos conhecia pelo nome! Lembrava episódios de muitos de nós. Nos abraçava com carinho. Sua idade sempre foi um segredo, desafiava o tempo. Sempre com saúde e memória impecáveis.

Hoje nossa querida Genô nos deixa, nos deixando muitas saudades e um legado gigante, imensurável, de uma vida totalmente dedicada à educação.

Tenho convicção que, se tivéssemos mais Genôs neste mundo, teríamos um mundo com mais limites, mais ensino e mais educação: um mundo melhor.

(Luis Beck da Silva Neto e Rosarienses
da turma 305 de 1988 – 15/07/2020)

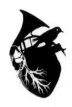

Até logo, Isnard!

Hoje perdemos nosso primeiro soldado. Estamos nos acostumando a encarar a finitude e perda de nossos pais, mas ainda não estamos prontos para perder nossos pares.

Não estamos preparados para perder nossos colegas da trincheira, nosso parceiro de festas, nossa testemunha de tantas alegrias em conjunto.

Hoje, também, sentimos uma forte sensação de pertencimento. Em plena terça-feira à tarde, muitos de nós (contei 16) conseguiram parar tudo e estar lá pra literalmente sepultar nosso irmão Isnard. Embaixo de um sol de rachar, ouvimos o Rabino cantar e estávamos lá pra colocar, cada um, uma pedra na sepultura do nosso querido amigo. Choramos com o discurso da sua mulher, declarando seu amor aos prantos e recitando Frank Sinatra, sublinhando que o pai do Pedro, de 3 anos, andou por muitas estradas, teve acertos e erros na vida, mas que sobretudo fez tudo "do seu jeito" (*My Way*, Sinatra).

Choramos, nos abraçamos, velamos... Mas, sobretudo, nos sentimos pertencendo a uma família. Nabi não foi sozinho.

É nós, também, como nunca, nos sentimos "bem acompanhados".

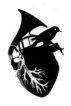

Sessão de autógrafos

Nova experiência na vida. Um momento em que vem a ti pessoas que jogaram futebol contigo aos 5 anos de idade, amigos conterrâneos, amigos do colégio, amigos da Faculdade, amigos da Residência, vizinhos de todos os endereços vividos, colegas de trabalho, de todos os trabalhos, professores, agora amigos, amigos da vida toda, os que viraram irmãos, pacientes de longa data, pacientes da semana passada. Por fim, os amigos do filho e seus pais-amigos, a família inteira. Amigos da vida do meu pai, que trazem um pouco dele de volta...

A vida repassada numa fila. Um filme da vida em poucos minutos. Uma seleção dos "melhores momentos".

Autografar um livro tem sido uma nova boa experiência na vida. Um tipo diferente de outros eventos. Ali, os presentes não recebem convite personalizado, tampouco vêm convidados para comer, beber ou dançar... Neste tipo de convescote, o visitante vem tão somente por um interesse genuíno nas palavras do autor, para cumprimentá-lo, para honrá-lo, ou simplesmente por real amizade.

Outra diferença significativa entre uma sessão de autógrafos e uma festa qualquer é ter a oportunidade de escrever algo para cada um que ali se apresenta. E a palavra escrita se reveste de mais verdade. É fato.

Uma sessão de autógrafos é também um único momento em que uma fila é motivo de alegria.

Uma experiência ainda mais única é autografar um livro em minha cidade natal, de onde saí há 34 anos.

Encontrei um senhor, de meia-idade, que veio primeiro certificar-se de quem teria sido o meu avô, para ter certeza antes do que estava prestes a disparar. Então ele veio: "Minha mãe foi filha de criação do teu avô, o Dentão. Sou, portanto, neto de criação do teu avô. Estudei no Colégio Mauá e todos os dias almoçava na casa do teu avô. Graças a ele, estudei datilografia, que dizia ser muito importante. E aprendia com a Maria Isabel (sic), a tia Bebé, que era exímia datilógrafa! Minha tia. Por justiça divina, autografei: "Ao meu primo!" – Já que compartilhar do mesmo avô é uma prerrogativa dos primos. Nos abraçamos!

O treinador de basquete do meu time adversário também veio. E disse que a conexão que tínhamos com os treinadores não existe mais...

Houve também quem, por idade avançada, não pôde comparecer, mas enviou uma carta! Sim, uma carta! E um enviado para recolher um livro autografado. Haja coração!

Recebi colegas dos meus anos primários de colégio, que vieram matar a saudade, reencontrar e, como disse, receber um abraço por escrito. Recebi primos, parentes e tipos novos de parentes, como primos dos tios. Tipos novos de amigos, como filhos dos amigos do meu pai, filhas das amigas da minha mãe... Mães de amigos meus que estão no exterior e que vieram lembrar do seu próprio filho que teria ficado quem sabe ali, no meu peito... E encontraram, sim, nas lembranças, pedaços de seus filhos em mim. Datas lembradas como raridades. Eventos revividos a cores... Abraços e olhares sinceros que valem a vida.

Pacientes, que moram na cidade, também apareceram e somaram.

Por fim, meu colega Rodrigo, com quem, entre muitas lembranças, me recordo da maior briga de rua de que já participei. Da porta do Colégio São Luiz até a esquina fomos nos refocilando em socos e pontapés sob a torcida inflamada de toda a coreia. Nos abraçamos e lembramos de tantas outras.

Realmente autografar é uma festa diferente de outras festas!

(Março de 2018.)

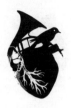

Com cinco anos

O mundo mudou.
Fomos tomar um sorvete.
Eu: chocolate.
Minha mulher: morango.
Meu filho, que sabor tu queres?
— Pistache!
Pode?
Tamo perdido!

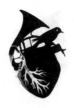

Da série: *tamo* perdido

Andando de carro com a família, surge uma conversa sobre cérebro e mente.
Perguntamos ao Pedro, de 6 anos:
– Pedro, qual a diferença entre cérebro e mente?
Ao que ele rapidamente retruca:
– O cérebro pensa. A mente imagina.
...
Fim de assunto.

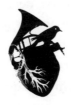

Aqui é melhor...

No meu tempo no Canadá, fazia um esforço enorme para me conectar com os pacientes da melhor forma possível. Não só a língua pode ser uma barreira, como são também aspectos culturais. Talvez estes os que mais importam, depois de muito estudar a língua e passar no TOEFL. Via os colegas nativos dali dizerem uma frase curta e subitamente angariarem a conexão desejada. Via aquilo e ficava admirado. Talvez enciumado. Será que alcançaria aquele nível de comunicação em língua inglesa?

Voltei pro Brasil e já se vão quase 20 anos de lida. Hoje atendi um paciente de quase 80 anos, com insuficiência cardíaca e renal, além de diabetes e osteoporose, que resolveu subir em um abacateiro para buscar a fruta mais alta. Caiu. Quebrou o quadril. Foi operado. Já ouviu de vários a repressão à travessura que cometera, a começar pela mulher! Mas não parecia muito convencido de seu desatino. Em nosso encontro, quando me contou o relato do abacateiro, eu disse:

— Mas, Senhor Marcos, deixe os abacates mais altos para os sabiás! Eles precisam do abacate. E o Senhor precisa deles.

E ele me olhou, desta vez com olhos brilhantes:
— Este foi o melhor motivo que ouvi. Não subirei mais no abacateiro, mas por um bom motivo.

E se deu a conexão.

Aqui é mais fácil que no Canadá. E melhor.

(2019)

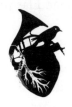

Noronha

Fernando de Noronha não é uma viagem daquelas que se escolhe o destino, compra uma passagem de avião e vai. Fernando de Noronha é um portal para a natureza tropical. A natureza como ela é. Intocada e exuberante. Um pedaço da *Terra Brasilis* como ela foi no seu descobrimento. Além de sentir um orgulho em viajar como brasileiro para um lugar de reconhecimento internacional, além de pagar ingressos mais baratos, sim, por ser brasileiro (e mais caros para estrangeiros), além de orgulhar-se de não ver latinha de cerveja no chão em nenhum lugar da ilha, é uma viagem sem frustrações. Se é para ver tartarugas, verás. Se é para ver tubarões, verás. Se é para ver golfinhos, verás famílias deles, aos pulos. Verás atobás, sebitos, fragatas, rabos-de-junco, gaivotas, mergulhões... Em quantia. A vida marinha como um capítulo à parte, cardumes que formam verdadeiras cortinas à tua volta e tartarugas, tubarões, golfinhos. Siris e caranguejos multicoloridos em profusão. Para ver arraias, não precisa nem mergulhar. Elas vêm te receber à beira da praia.

Visual de tirar o fôlego... Mas isto, só vendo. Além disso, podes, se quiseres, apreciar a culinária também brasileira e de qualidade. Frutos do mar "da casa". Com uma grande diferença: manga, maracujá, abacaxi e muitas frutas ganham um novo e real sabor em seu habitat natural. Em nada se parecem com as compradas em Porto Alegre.

Enfim, Noronha não é uma viagem qualquer. É uma experiência de visitar o útero da natureza. Em sua forma bruta e natural. Um espetáculo. Não pretendo visitar. Pretendo frequentar.

(Janeiro de 2019.)

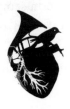

Aniversário no Facebook

Realmente o bom de fazermos aniversário nos dias de hoje é que recebemos afetos e boas lembranças de todos os eus que já fomos. Recebemos pedaços de nossa infância de volta, porque é isso que nossos amigos de infância nos trazem.

Recebemos abraços dos tempos de cada colégio que passamos. Da Faculdade vem uma chuva de bons desejos. Depois vem os que conhecemos no trajeto da lida. Os que conhecemos em viagens pelo mundo, e que insistem em não nos esquecer... Mesmo estando em outro hemisfério, enviam um *spin* de boa energia.

Tem os que conhecemos aqui, mas que foram pra longe, e nos alegra saber que fomos com eles num recanto da bagagem.

Tem os vizinhos do condomínio e os vizinhos de todos os endereços que vivemos que vêm agora registrar o rastro que deixamos na passagem.

Enfim a família, que está sempre perto, e mesmo estando distribuída mundo afora, não importa onde estejam, importa onde se sente.

Obrigado a todos que preencheram meu dia.

(2019)

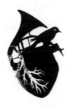

Choro

No hospital, às vezes toma-se atalhos, quando regido pela pressa. Por isso tomei uma escada destas de pouco trânsito, restritas para incêndio e protegidas por portas corta-fogo.

Subitamente, me deparo com uma cena: um homem adulto, jovem, encolhido, agachado e encostado ao canto da escada, com um celular grudado ao ouvido e debulhando-se em prantos.

Não me lembro de ter visto um homem adulto com tal expressão de fragilidade e desamparo, escondido do mundo, possivelmente dividindo com alguém à distância, seu desespero atroz.

Passei pela cena, incólume, fingindo não ver, até para não interromper...

Mas me restou, à medida que segui descendo a escada, um aperto na garganta.

Segui com aquela cena grudada ao meu cérebro pelo resto do dia...

Me lembrei de outra cena que outrora havia presenciado. Uma mãe que acompanhava seu filho de 19 anos com uma doença cardíaca aguda muito grave. O menino veio a falecer em menos de 24h. Esta mãe encostava suas costas à parede do CTI e ia deslizando parede abaixo até que ficasse de cócoras. Levava suas mãos ao rosto e assim ficava... Aos soluços. Até que alguém a recolhesse e a acolhesse.

Hoje, o homem da escada me assinalou o mesmo sentimento.

Pensei:

– O choro requer privacidade. O desespero nos leva, com frequência, o sustento das pernas. O sofrimento requer companhia.

Ah! E antes que alguém dispute:

– Homem também chora.

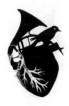

Encontro marcado com o Sol

Todos os dias tenho um encontro. Com hora marcada. Vejo o Sol apontar no horizonte da Avenida Nilo Peçanha, pois ali o Sol nasce. Sempre.

Ao levar meu filho ao colégio, diariamente, vemos o Sol nascer e colorir a aurora.

Um encontro com a educação, um encontro com uma promessa de futuro. Dele e de todos nós!

Me encontro com ele.

Me encontro com o Sol.

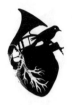

O meu Deus

Quando se fala em Deus, tenho uma imagem na cabeça... Sempre tive essa imagem... Não sabia o porquê.
Hoje entrei na Catedral de Santa Cruz do Sul e avistei a tal imagem que eu sempre tinha de Deus. Tava ali. Da minha infância. O meu Deus. Imagens...

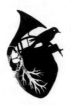

Ataque a hospital. Ah não, isso não!

Viktor (nome fictício), um cirurgião oncológico na cidade de Kharkiv, no nordeste Ucraniano, acordou às 5:20 da manhã em 24 de fevereiro com sirenes e estrondos de bombas caindo a menos de 800m de sua residência.
Olhou pra sua esposa e dois filhos e disse: Kharkiv está sendo bombardeada!
Logo o telefone tocou e era o hospital que trabalhava o chamando.
Em poucos minutos estava despedindo-se da sua família que, junto com outros familiares próximos, cinco crianças e oito adultos, dirigiriam-se para um abrigo subterrâneo.
No seu trajeto para o hospital, viu duas casas destruídas, com dois civis mortos e um ferido, filas gigantescas nos postos de gasolina, alguns civis em trajes de Força Armada Ucraniana, armas sendo carregadas em carros de passeio... "Como tudo isso pode acontecer num mundo civilizado?"

Viktor foi para o seu plantão de 24 horas no hospital. Suas cirurgias de pacientes com tumores malignos foram canceladas e pacientes foram pra casa. Subitamente, estava ele em uma tenda, atendendo feridos da guerra. Naquele plantão, passaram transferindo pacientes internados para um abrigo antibombas e adaptando instalações, enquanto o bombardeio era ouvido por toda noite... Naquele dia, um hospital na região de Donetska teria sido atacado, com morte de quatro pessoas.

Nos cinco dias seguidos, Viktor trabalharia continuamente, sem voltar pra casa, em parte por saber que não encontraria sua família, em parte por não saber se sua casa estaria em pé. (Fonte S. *Ahsan in Ukrainian health workers respond to war, The Lancet*, 05/03/2022).

De 24 de fevereiro até hoje, diversos hospitais da Ucrânia foram bombardeados, atingindo pacientes adultos e crianças, homens e mulheres, inclusive gestantes, de todas as etnias, atingindo profissionais da saúde que estão ali, atendendo a todos que precisem, muitas vezes até um soldado inimigo. Não sabemos, hoje, se Viktor está trabalhando ou abatido pela guerra.

Hospitais e trabalhadores da saúde, em tempos de conflito, são protegidos pela Primeira Convenção de Genebra, o desrespeito a esta resolução é considerado um crime de guerra.

Atacar hospitais é, sob qualquer pretexto, indefensável, deplorável, repugnante e desumano. Atacar hospitais é um crime à humanidade.

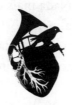

A Medicina não é óbvia

A Medicina não é óbvia. A maioria dos tratamentos não são óbvios. Mesmo quando um paciente ostenta enorme benefício com um tratamento, isto não significa que ele seja indicado para todos, nem que deveria ser tentado em todos e muito menos que esteja "consagrado".

O assunto que preocupa a humanidade médica e leiga nos últimos meses é a epidemia pelo COVID-19 (SARS-CoV-2). Inúmeros tratamentos estão em debate na imprensa leiga e muitos estão sob o devido processo científico.

Chama a atenção que saltam como exemplos na literatura médica estudos que vêm a demonstrar que a Medicina não é óbvia.

Sabemos que as manifestações clínicas mais significativas da doença isquêmica crônica do coração são a dor no peito (*angina pectoris*) detectada em exames como isquemia (déficit de oxigênio no músculo cardíaco). Sabemos que a base desta doença são obstruções parciais ou totais das artérias coronárias. Nada mais óbvio que se pudermos abrir estas artérias parcialmente ocluídas ou até abrir artérias já fechadas, que este seria o tratamento mais cartesiano e óbvio para tratar esta doença e diminuir os futuros riscos a ela atribuídos.

No dia 9 de abril de 2020, foi publicado no *New England Journal of Medicine* o resultado de um estudo clínico que selecionou 5.179 pacientes com esta doença e que apresentavam manifestação de isquemia em intensidade moderada a grave. Estes pacientes foram divididos de forma aleatória para receber um tratamento clínico à base de medicamentos considerados ótimos para esta doença ou para receber este mesmo tratamento clínico somado a procedimentos para desobstrução de artérias coronárias. É fundamental que estes pacientes sejam escolhidos de forma aleatória (randomização) para um ou outro grupo para evitarmos que uma característica em especial predomine em um grupo e leve a um viés, ou desequilíbrio, da comparação. Os pacientes foram acompanhados por até 5 anos, com uma média de 3,2 anos de seguimento. Este estudo foi realizado em 320 hospitais distribuídos em 37 países. Inclusive o Brasil e o RS. De novo, parece óbvio que agregar procedimentos de desobstrução destas artérias, que são as "culpadas" pela doença, seria um tratamento que somaria benefício clínico a estes pacientes. Do ponto de vista heurístico, nada mais óbvio do que desobstruir o que está obstruído para resolver o problema.

Desde 9 de abril de 2020 sabemos que a chance destes pacientes morrerem de causas cardiovasculares, de sofrerem um infarto agudo do miocárdio ou de hospitalizarem-se por problemas cardíacos foi IGUAL no grupo com tratamento clínico e no grupo com tratamento clínico somado a procedimentos de desobstrução das artérias coronárias, pelo menos por estes 5 anos... Eis aqui um exemplo real e atual de que o que parece óbvio pode não ser. Apenas a observação sistemática de eventos seguidos de uma intervenção médica é que podem nos iluminar o caminho desconhecido.

Portanto, antes de termos palpite sobre hidroxicloroquina, azitromicina, corticosteroides, vitamina D, remdesivir e tantos outros para COVID-19, aguardemos a séria e adequada investigação científica.

(Zero Hora, Porto Alegre, RS – 11 de maio de 2020.)

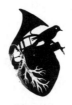

Desgarrados

Tocando "Desgarrados", de Mário Barbará, no rádio... Dia de sua despedida final.
Liguei meu aplicativo SoundHound para tentar baixar a música e ter comigo este verdadeiro hino da música rio-grandense.
O aplicativo não encontrou a música no seu "banco de dados".
Pensei: nós, gaúchos, somos os desgarrados.
As épocas mudam...
"O que foi nunca mais será".
Mas ainda "sopram ventos carregados de saudade".

(2018)

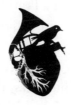

A vitória está em casa

Assuma-se uma guerra convencional, destas "presenciais". Tropas nas ruas, tanques, bombardeios.
Exemplifique-se com a batalha de Pearl Harbor. Dezembro de 1941. Ataque aéreo japonês ao litoral americano. Mote de filmes épicos. Batalhas sangrentas. Corpos amontoados à beira-mar... Neste dia, estima-se terem morrido 2.500 pessoas em um único dia. Impacto significativo na história da Segunda Grande Guerra.
O revide americano constituiu-se na bomba atômica de Hiroshima, que causou pelo menos 70 mil mortes diretas. Desta vez em território japonês.
A guerra que enfrentamos no Brasil em 2021 é invisível e silenciosa. Ela ocorre silente nas residências, nos asilos e nos hospitais. Nossos prédios estão intactos. Nossas ruas e estradas, abertas. Transita-se livremente. Não temos corpos nas ruas, não temos fogo, nem vemos derramamento de sangue.

No entanto, temos uma Pearl Harbor a cada 2 dias no Brasil. Já perdemos brasileiros equivalentes a três bombas de Hiroshima. E segue...

Como em qualquer guerra, temos conflitos de informações, muitas perdas humanas, desemprego, distúrbios psicológicos em massa e perdas de toda ordem.

No entanto, não posso imaginar que durante o ataque de Pearl Harbor, ou mesmo nos tempos seguidos à bomba de Hiroshima, houvesse debate sobre a abertura de cabeleireiros, pet shops, restaurantes, lojas de roupas ou de automóveis, entre outros. Também imagino que o debate no parlamento da época fosse formas de revide ao ataque japonês, e não uma discussão sobre imunidade parlamentar.

Esta guerra quase invisível aos transeuntes é real. É letal. Requer coordenação organizada e séria, seguindo armas efetivas assentadas na ciência de primeira linha. Exige que toda a população entenda que estamos em guerra.

Na Primeira Guerra Mundial, ficou célebre a frase de Churchil: *the victory is in the kitchen* (a vitória está na cozinha). Estimulando a população a economizar alimentos. Mas isto era na Inglaterra.

Hoje precisaríamos um Churchill para nos dizer:
– A vitória está em casa. E na vacina!

(Março de 2021.)

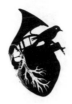

Coldplay em Porto Alegre

No início, o mundo era "Yellow". Depois virou de todas as cores. Era, a princípio, uma apresentação de uma banda. Virou uma experiência neurossensorial, um palco envolvente em 3D, uma conexão de energia positiva, de luzes, de fogos, de palmas, de balões. Estes eram "Yellow", depois de todas as cores. E tamanhos.
    A expectativa era grande, mas terminamos com uma "Head Full of Dreams"!
    Porto Alegre entrou no mapa. Nunca fomos tão elogiados. Pelo menos em público! Recebemos música especial em agradecimento. O espírito foi elevado a um "Sky Full of Stars". Nos deu esperança para "Never give up".
    Enfim, *an* "Adventure of a Lifetime", um orgasmo de esperança na humanidade! Enfim, um espetáculo! Um Show!

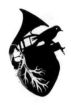

Brasil amadurecendo

Fernanda Abreu está em Porto Alegre.

Fernanda Abreu, ex-BLITZ, que cantava "Você não soube me amar" e "Ok, você venceu, batatas fritas", tem uma filha de 24 anos que cursa Medicina. Ouvi dela mesmo...

Imaginei esta acadêmica de Medicina combinando reunião com colegas em sua casa para estudar para a temida prova de Farmacologia...

Em meio ao estudo, compenetrados, seu colega pergunta:

– Onde está sua mãe?

Ao que ela calidamente responde mordendo a tampa da caneta:

– Dando um show lá no Opinião...

...

Bah! Que show!

Aqui um sinal de que o Brasil está amadurecendo! O mito do roqueiro transviado da década de 70-80 acabou. Vide Mick Jagger, Paul McCartney, Sting, Bono...

No Brasil também é possível.

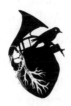

Era 24 de dezembro em Canela

Era 24 de dezembro em Canela. Chuva e frio tomavam conta da noite. Um súbito temor tomava conta da casa, pois havia uma dúvida se as renas do Papai Noel poderiam tolerar a chuva. Isto era tudo, pois, caso as renas não tolerassem a chuva noturna e o frio da Serra Gaúcha, a bicicleta tão esperada poderia não vir.

A apreensão ia crescendo à medida que escurecia e apertava a chuva...

Subitamente, um sino começava a tocar ao longe... Poderia ser o sininho do bom Velhinho. Todos foram para a porta dos fundos da casa e... De repente, em meio às árvores, à chuva e à neblina que tomava conta da noite, desponta ele: o Papai Noel!

Enquanto isso, eu, recém fardado a rigor num completo traje de Papai Noel, passava obrigatoriamente pela vizinhança, antes de conseguir a chegada estratégica pelas árvores do fundo da nossa casa. A experiência única e indescritível de ter os vizinhos correndo à porta gritando: o Papai Noel! Olha o Papai Noel! Adultos me oferecendo copos de Champanhe: aceita um gole aí, Papai Noel?

Crianças com olhos brilhantes olhando estupefatas àquela cena. Um Papai Noel de verdade, em plena chuva, ali, tão perto e carregando um pacotão!

O pacotão era a bicicleta, tão ansiosamente esperada por Pedro, meu filho de quase três anos. O sino que agitava em minha mão foi o primeiro sinal ouvido por ele e que dava a certeza: o Papai Noel veio!

Quando virei em direção ao nosso pátio e sentia aquele clima de fantasia que tomava conta não só da minha casa, mas também da vizinhança, comecei a me engasgar de emoção... Por sorte a chuva podia encobrir as lágrimas... Uma emoção incomum tomava conta de mim. Ao me deparar com ele... Olhos arregalados de um lado, agarrando-se fortemente em sua mãe... Olhos emocionados e chorosos de outro, encobertos por barba branca postiça e pela chuva...
Perguntei:
– Tu te comportaste bem todo o ano?
– Sim, Papai Noel!
Fez ele prontamente.
– Tu vais me dar os teus bicos?
Um momento de titubeio tomou conta e saiu um:
– Não!
– Que pena, mas acho que aqui está o teu presente!
Entreguei o pacote! A bicicleta! O pacote foi rasgado em 1 segundo e, a seguir, os bicos foram tranquilamente entregues ao Papai Noel. Em seguida já montava a bicicleta e com a boca fazia o ruído de uma motocicleta: brrruummm!

Me retirei imediatamente e voltei, com minhas renas, através da chuva, em direção ao Polo Norte. Quem sabe, daqui um ano, enquanto acreditarem que eu realmente exista, eu voltarei: PAPAI NOEL! Mas, sobretudo, PAI.

(Dezembro de 2012.)

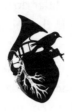

Toco tango

A queixa principal da consulta era "dor de cabeça". O filho ligou preocupado pedindo que fosse visto com prioridade. Teria que ser "presencial". Combinamos para o dia seguinte.

A cabeça do médico, instintivamente, começa a elucubrar possibilidades diagnósticas: isquemia cerebral, hemorragia intra-craniana, neoplasias etc.

A consulta era às oito horas da manhã. Entram paciente, seu filho e cuidadora. Começamos:

– Muito bem, bom dia, Dona Helena. Com quantos anos a Senhora está?

– Noventa e um, Doutor.

– E o que lhe traz hoje aqui?

– Uma dor de cabeça forte e um cansaço que nunca tive...

Nos focamos na história da dor de cabeça e logo passamos ao exame físico que não revelaram nada alarmante. A dor havia passado e não aparecera mais...

A seguir passamos a falar do cansaço:

— Me dê um exemplo do que tem lhe dado a sensação de cansaço.

— O Senhor sabe que estamos isolados desde março. Estamos eu e minha cuidadora sozinhas, o tempo todo... E não toco mais o meu piano como antes... Me sinto cansada até antes de tocar.

— A Senhora toca piano todos os dias?

— Sim, mas tenho tocado menos...

— O que a Senhora gosta de tocar?

Neste momento, os olhos elevaram-se, direcionaram-se para a janela, refletiram a luz da primavera e, após breve pausa, aquela facies nonagenária respondeu:

— Toco tango!

— Tango? Que espetáculo. Piazzola?

— Do Piazzola toco todos... Fomos a todos os espetáculos do Piazzola, no Colón, em Buenos Aires. — E seguia com aquele olhar distante de quem tem muito mais passado que futuro, mas ostenta um cérebro intacto e que tem sofrido, como todos, os impactos da solidão. E seguiu:

— Antes da pandemia, tínhamos um trio, com piano, gaita e violino. Chamava-se Trio Sorriso. Há seis meses não nos encontramos mais...

Escrevi no prontuário.

Impressão diagnóstica: solidão.

Plano terapêutico: providenciar plateia para a pianista. Retomar o Trio Sorriso. Temos de ir aonde o artista está...

Nos olhamos de máscaras, tocamos cotovelos, sentimo-nos abraçados. Fica a dor da solidão.

(Zero Hora, Porto Alegre, RS – 18 de outubro de 2020.)

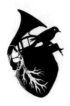

Fantasia e arte

A vida adulta não tem sido mágica ultimamente. O real e o lógico dominam a alma e esta empobrece de espírito, aos poucos...

Mas não hoje! Hoje a magia brilhou. A magia foi mais real que o lógico. A arte venceu.

Nas ruas de Canela, figurantes surgiram do nada! Pintados e apetrechados como duendes, mágicos, fadas, bailarinas, músicos, bonecas e bonecos de perna de pau, ursos... E todos vinham... E vinham...

Sorriam e abanavam!

Diferente dos desfiles vistos lá fora, estes seres olhavam para a gente! Eram de carne! Mas eram mágicos.

Pegaram as crianças pela mão e estas desfilaram junto, vivendo a magia com todos os sentidos. A fantasia nos olhos do meu filho, a segurança dele de que aquilo era real, o colorido de tudo e o sol fizeram pensar que o ser humano precisa, sim, de arte! De Fantasia! De artistas e de mágicos! Crianças e adultos.

As crianças vivem a fantasia, os adultos se emocionam e fica-se com a sensação de que um mundo melhor é possível.

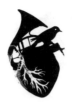

Dieta líquida

Hoje, atendendo um paciente com problema cardíaco "possivelmente" atribuível ao álcool, perguntei:
— E como é a sua dieta? O Senhor costuma colocar muito sal na comida?
Ao que ele prontamente respondeu:
— Não, Doutor. Não uso sal. Zero. Faço dieta líquida...
— Mesmo? Como é sua dieta?
— Dieta líquida, Doutor. Só cerveja...
...
Mas que tal?
A vida supera qualquer filme!

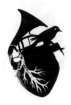

Contentamento

É preciso chegar.
A estrada deve ter um destino. Um porto de chegada. Não pode ser uma jornada sem fim. Um navio de cabotagem...
É preciso chegar em casa.
É preciso sabermos onde está o "Porto do Contentamento". Onde saberemos que, ali, estaremos contentes. Este deve ser razoavelmente acessível.
Podemos seguir adiante. Em frente. Crescer. Progredir. Mas é preciso, no entanto, chegar.
Hoje cheguei onde queria. Sentei. Olhei em volta. Respirei. Abracei. Comi. Bebi. Dormi. Amei. Me contentei. Enxerguei as árvores...
Não parei. Novos portos virão. Novas partidas. Mas...
Cheguei em casa.
Fundamental.

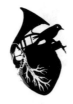

Festa de criança: sentido da vida

Era uma festa de criança...

Destas festas de criança em que está tudo cuidadosamente programado para correrem e brincarem no pátio e, de repente, CHOVE!

Crianças, brinquedos, decoração, pais e animadores se espremem ao protegerem-se da chuva.

De repente havia um adereço da decoração, em forma de prato de papelão, onde lia-se:

– *Tu me ensina a viver que eu te ensino a sonhar. Kleiton e Kledir.*

Ali residia o sentido de tudo aquilo. Ali residia todo o carinho e sentimento que reside num coração de mãe que programa uma festa de criança. Horas e horas de preparativos, certamente recursos empreendidos na organização... Nada refletia tão bem o sentimento que move tudo isso quanto aquele discreto enfeite pendente. Uma filha ensina a mãe a viver. A mãe que decora uma festa, ensina a filha a sonhar. Estava ali, pendurado em um prato de papelão, o sentido de tudo, o sentido daquilo. O sentido da vida!

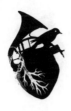

Ditos e não ditos

Palavras do meu paciente, com 87 anos:
– Fé em Deus e pé na tábua.
Não parece profundo, mas foi.

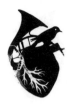

Quando aglomeraremos?

Vejo sofrimentos variados com este período longo de solidão forçada de todos... Idosos envelhecendo dois ou três anos em um. Jovens muito ansiosos, com crises de angústia.

Eu, como me encontro a meio caminho entre os idosos e os jovens angustiados, tenho cá minhas próprias inquietudes... Uma das minhas apreensões é sobre a incerteza se um dia poderemos fazer uma festa com "todos" os amigos. Sonho com uma festa com "todos" os amigos...

Juntaria amigos da infância que não revi mais: os amigos do segundo grau do Rosário, os amigos da faculdade e dos longos anos de Residência, mais os novos amigos que conhecemos através dos filhos e, claro, os vizinhos. Daria um bom apanhado humano.

Será que com o tempo distanciado, os amigos atenderiam o convite? Será que ainda haveria a mesma conexão de antes? Será que os amigos que guardo junto com boas lembranças teriam eles capacidade de se divertirem?

A festa lembraria "Faroeste Caboclo" de tantas histórias lembradas, e estas receberiam seus finais, felizes ou não... Ouviríamos muito Legião Urbana e estaríamos indo "de volta pra casa..." Afinal, depois de muito circular, estamos de volta para onde enterramos nosso umbigo: "Pra Porto e Bah! Tri legal!"

Cantaríamos "eu uso óculos!", com a diferença que agora todos nós usamos. Anunciaríamos: "garota eu vou pra Califórnia, viver a vida sobre as ondas", embora agora muitos já foram pra Califórnia, voltaram e ninguém virou surfista profissional. Nos assumimos todos por fim como "surfistas calhordas". Dançaríamos e cantaríamos nossos hinos, de Engenheiros do Hawaii a Talking Heads, contando nossas "True Stories". Buscaríamos a cura com "The Cure" e nos sentiríamos "Just Like Heaven".

Claro que em algum momento entraria Glória Gaynor com "I Will Survive"; já que estamos todos ali justamente tentando sobreviver a tudo isso.

Ao final, muito aliviados e re-preenchidos de amizade e re-localizados no tempo, entraríamos prontos para a "Infinita Highway" que seguiremos juntos.

(Zero Hora, Porto Alegre, RS – 21 de junho de 2021.)

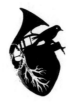

Filho

Não nasce no dia do parto.
Vai nascendo todos os dias.
Uma pessoa vai surgindo... Um amigo, um companheiro, um parceiro, um admirador...
Nasce com tuas mesmas mãos e pés... Depois identifica-se gostos e vontades iguais. Às vezes aparece ali um avô. Até assusta.
Às vezes a mãe... Tá ali.
Uma misturinha. Uma mágica. Uma vida.

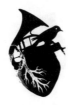

Eco fetal

Hoje vimos mais um coração batendo. Aparentava estar batendo há não muito tempo... Já fazia barulho. Já fazia "tum-tá".

Quando teria sido o momento do início? Como teria ocorrido? Teremos um dia como saber? Teremos um dia domínio sobre este momento inatingível da criação? Este momento incontrolável e incompreensível? Ou podemos e poderemos apenas sentir, da forma que pudermos; amar da forma que alcançarmos...

Resta-nos fazer parte deste reino animal. Ignorante, mas cheio de sentimentos primários e, por isso, maravilhosos!

Fato é que começou a bater e baterá, baterá, baterá para sempre ou... Até não mais poder... Tomara que seja daqui a 100 anos!

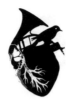

Do outro lado do balcão

Uma experiência no mínimo interessante, e certamente intensa, é, para quem circula diariamente no hospital, virar paciente. Passar para o outro lado do balcão é ver as mesmas cenas da rotina de outro ângulo.
Preciso registrar uma cena vivida na trincheira. Só estando despido de tudo e vivendo o tédio da espera, que podemos ter ouvidos a batalhas épicas que se desenrolam ao nosso lado.
Estava eu deitado em uma maca, numa antessala para me submeter a uma cirurgia. Fui avisado que eu ficaria na penumbra em razão do paciente ao lado que não poderia ter estímulos luminosos por risco de convulsões.
Fiquei ali, em um momento solitário, com a visão do teto, em penumbra, sem conexões.
Ouço a entrevista do médico com a mãe do paciente ao lado. Afinal, não havia privacidade, pois apenas uma cortina me separava do meu vizinho de espera.

— Como ele se chama?
— Tiago.
— Qual o peso dele?
— 39 quilos.
— Que medicamentos ele toma?
— Tal e tal e tal...
— O que motiva o procedimento de hoje?
— Ele tem tido bem mais convulsões nos últimos meses...
— Desde quando ele tem convulsões?
— Praticamente desde quando ele teve meningite ainda recém-nascido. Ele tem uma vida praticamente normal, joga bola, vê filmes, entende tudo... Só não fala... Sequela das convulsões.
— Quantas cirurgias ele já fez?
— Dezenove.

Aqui pensei na vida desta mãe, que já acompanhara seu filho em dezenove cirurgias, que assistia a perda de funções do próprio filho escorrerem-se, apesar de esforço certamente hercúleo para atendê-lo. Sabe-se lá quantas consultas médicas já fizera desde o nascimento do filho... Quantos tratamentos...

De repente, certamente por alguma ansiedade detectada no filho pela premência de chegar a hora de mais uma cirurgia, esta mãe, ignorando o ambiente frio e sem privacidade de uma sala de pré-operatório, põe-se a cantar para o filho. Põe-se a cantar para manter seu filho sem convulsões. Não bastando as inúmeras medicações que tomava, não pediu mais remédios ou sedativos. Ela pôs-se a cantar para dar paz ao filho que "entendia", mas que nunca poderia cantar junto com ela.

Quando ele, enfim, passou pela minha frente em direção à sala operatória é que pude visualizar um menino de aproximadamente 10 anos, de aspecto normal, tranquilo pela presença cantante e amorosa da mãe.

A mãe só cessou o canto pra dar um beijo em sua testa antes da cirurgia e, ao virar-se, saiu aos prantos daquele ambiente.

...

Só me restou a obrigatoriedade de fazer o registro da dimensão gigantesca que pode chegar o amor de uma mãe.

(Zero Hora, Porto Alegre, RS – 14 de janeiro de 2020.)

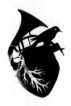

Teremos que aprender a navegar novos ventos

Luís Beck da Silva Neto (Médico), Suzana Cardona Lago (Médica), Pedro Lago Beck da Silva (11 anos). Direto da quarentena, escrito a 6 mãos, em março de 2020.

Nunca antes na história, o planeta Terra foi tão claramente uma única nave tripulada. Nunca fomos tanto uma única tribo, sujeita aos mesmos inimigos.

Segundo o grupo de chineses chegando para ajuda humanitária na Itália: "Somos ondas do mesmo mar, folhas da mesma árvore, flores do mesmo jardim." – Escrito em italiano, em grande faixa vermelha, aberta ao lado do avião, tão logo aterrissaram no continente europeu.

O mundo mudou, mudará mais e não voltará ao ponto de partida.

Produtos, serviços ou bens mudarão de preço. Valores serão modificados. Profissões modificarão suas tarefas.

Na Medicina estamos aprendendo, médicos e pacientes, a resolvermos problemas a distância.

Por ora ainda não regulamentada a remuneração da telemedicina, estamos preocupados primeiramente em resolver os problemas das pessoas. Pacientes se surpreendem em receber ligações do seu médico. Na grande maioria dos casos, problemas são resolvidos efetivamente e em menos tempo com o contato telefônico. Ora com imagem, ora sem. Para os pacientes, certamente abrevia-se o tempo gasto com transporte e com salas de espera. Sem falar na dificuldade, às vezes hercúlea, de movimentar idosos e doentes muito fragilizados. Com a única ressalva que muitos pacientes relutam em desligar, satisfeitos que estão com o contato humano. Mas até para isso haverá uma nova etiqueta a ser concebida. Farmácias terão que aceitar receitas por meio eletrônico. Acabar com a hegemonia do carimbo anacrônico.

Vislumbro médicos com agendas presenciais e agendas virtuais, cada uma dependendo da situação.

Viajaremos menos a trabalho. Faremos muito mais reuniões virtuais, mesmo porque agora aprendemos a usar os tais aplicativos.

Possivelmente sobrará mais tempo em casa. Felizes das crianças.

A grande mudança que esta fase nos obriga a aceitarmos, à força, é que, de fato, somos todos ondas do mesmo mar. E temos que aprender a navegar novos ventos.

(Zero Hora, Porto Alegre, RS – 7 de abril de 2020.)

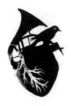

Fortaleza alada

Subindo a serra. Uma situação inusitada.
O carro à minha frente freia subitamente. Tive que diminuir também. Em seguida vejo o motivo.
Um quero-quero. Possivelmente uma quero-quero atravessando a estrada de pé em pé, mas quase que "pedindo" para os carros pararem. Abria as asas, como que para dizer: estou aqui!
É que seu filhote, um quero-querozinho, atravessava solenemente o asfalto. Esta mãe, como mãe que era, com seus 200g de peso, mas com uma tonelada de responsabilidade materna, PAROU o trânsito de uma estrada asfaltada, para permitir a travessia segura de seu filhinho. Não havia como frear o impulso ingênuo de seu filho. Mas houve como parar automóveis gigantes frente à sua fragilidade.
Uma cena incrível! Uma lição da natureza! Uma fortaleza alada.
Que eu possa, enquanto meu filho demandar, ter a força deste quero-quero, ter o foco desta mãe, para proteger meu filho.
Ao mesmo tempo, que eu permita que ele atravesse as barreiras que desejar. Seguro.

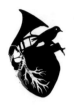

Em 1995

Em 1995.
Tinha: 24.
Agora: 46.
Relacionamento: solteiro.
Agora: casado.
Morava: Porto Alegre.
Agora: Porto Alegre.
Bicho de estimação: não.
Agora: sim.
Era feliz? Muito feliz, recém residente de Medicina Interna e "nada poderia ser melhor"!
Agora: muito feliz, com muito mais trabalho, mas prazeres mais verdadeiros.
Uma paixão: viajar.
Agora: um tempinho para sentir e escrever.
Esporte: corrida.
Agora: correr de um hospital pro outro.
Vício: chocolates.
Agora: vinhos.
Amor: procurava.
Agora: encontrei.

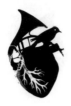

Fim de tarde

Arrisco a dizer, sem muita poesia, mas com muita certeza, que poucos ofícios nesse mundo produzem o esgotamento e o estresse que a Medicina produz.

No entanto, poucos ofícios neste mundo nos tornam tão espectadores privilegiados das intimidades, mazelas e alegrias humanas; e nos permite a vivência de cenas da vida humana tais que nos tornem mais humanos.

Arrisco dizer, sem muita poesia, mas com muita certeza, que poucos ofícios nesse mundo podem ser mais verdadeiramente gratificantes.

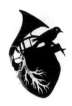

Não fiz o tema!

Estes dias, levando meu filho pro colégio, um momento de pânico:
– O tema, pai! O tema! Não fiz o tema!
– O que é o tema? Faz agora!
Enquanto o carro estava parado na sinaleira, ele abre a pasta, tira o caderno e lê o enunciado do tema: "Escolha dois assuntos que retratem o que tu mais gostas na vida. Sobre estes assuntos, cita palavras que estejam relacionadas a estes assuntos".
Ele rapidamente pegou uma página em branco, fez um risco dividindo a página em duas colunas, preparando para os dois assuntos preferidos.
Em uma coluna escreveu: família.
Na outra coluna escreveu: amigos.
Em seguida, escreveu rapidamente palavras associadas a estes dois assuntos. Todas pertinentes.

Não consegui esconder minha perplexidade, admiração e emoção com aquela rápida e medular escolha. Esta gurizada ama videogame, *smartphone*, *Fortnite*, Homem-Aranha, futebol etc. Mas ele, aos seus nove anos, descreveu em um piscar de olhos o que eu, aos 47 anos, me dei conta que é o mais importante: família e amigos.

Que esta pureza, recheada de verdade e recoberta de certeza persista por toda a vida, passando por todas as etapas, da adolescência à velhice. Pois sempre, o que importa, são a família e amigos. Sempre. Sempre. O ímpeto infantil confirma!

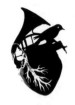

Natal *off line*

Enquanto nos preocupamos com hábitos contemporâneos de nossos filhos... Enquanto definimos tempo para videogames e internet...

Perguntamos ao nosso filho, 7 anos:

– O que tu esperas em relação a passar o Natal no campo?

E ele resolveu escrever (aqui com exatidão, inclusive os errinhos de escrita):

Luzes coloridas
Bolas de vidro
Estrela
Fitas coloridas
Velas de cheiros
Brincadeiras
Guerra de bexigas de água
Caça ao tesouro
Pescaria

Pipa
Futebol
Corrida
Acampamento
Aventura noturna
Montar no boi
Caçar vaga-lume
Tirar leite de vaca
Tirar ovo da galinha.
...
O simples ainda encanta.
Fica a esperança. Em todos os sentidos...

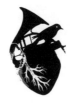

Fim de ano

Fim de ano é uma época de superlativos. Alegrias se tornam grandes alegrias e tristezas se tornam dilacerantes.

Mas, partindo do pressuposto que o calendário segue, a Terra gira e a vida é, afinal, feita de alegrias e tristezas, espere.

Se estiver alegre, *enjoy*.

Se estiver triste, espere janeiro. Lá as tristezas saem da lente de aumento.

(Dezembro de 2018.)

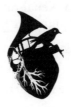

Google Earth e a vida real

Hoje em dia, antes de realizarmos uma viagem, pode-se praticamente conhecer o destino antes mesmo de partirmos. O *Google Earth*, programa que permite que vejamos todo o planeta com detalhes geográficos incríveis, permite que saibamos em minúcias a geografia de onde pretendemos ir. Nas minhas últimas férias de verão, pude estudar a praia e o hotel onde me hospedaria a ponto de escolher a vista do quarto, a melhor piscina e a melhor praia através da tela do meu computador.

O *Google Earth*, nos dá hoje, aquela ideia que tínhamos no passado de que "os americanos" poderiam ver e saber tudo que fazíamos, pois podiam nos controlar através de satélites. Se algo como este incrível programa é o que dispunham, não sei. Mas hoje esta visão estrelar do planeta Terra está disponível a todos os mortais com acesso a um computador. Podemos então ter a impressão de que vemos toda a Terra e saber onde vivem e o que fazem? Podemos saber o que plantam no Nepal ou a concentração de carros, prédios e igrejas em Nova Delhi. Enxergar o Cristo Redentor de cima e em seguida ver o trajeto do Rio Nilo ou a basílica de São Pedro. Ver todo o mundo, de forma tão clara e atualizada permite a alguém sentir que já conhece o mundo? Ou ainda permitiria a alguém dizer que não precisa mais viajar, pois já o conhece via satélite? Podiam "os americanos" como diziam nossos pais, conhecer e saber de todo o mundo se o que viam eram as imagens do *Google Earth*? Certamente não.

Agora, após ter voltado das minhas férias programadas pela internet e pelo maravilhoso e espetacular *Google Earth*, digo, de forma definitiva que o *Google Earth* não via nada do lugar onde estive. Assim, "os americanos" também não sabiam nada do que achavam que sabiam do nosso Brasil.

O que sentimos em nossas praias, o banho de mar, o descer uma onda, o céu azul, o calor do sol, a caipira gelada, a troca com os amigos, a boa música, não podem nem de longe ser captadas pelo *Google Earth*. Assim, a música que ouvimos no caminho ou a conversa que tivemos a dois à beira-mar, não podem estar vistas ou previstas por satélite. Não se sabe o preço, marca ou horário.

Por mais que estejamos hoje tentados a fazermos expedições virtuais antes de embarcarmos para viagens reais, o virtual ainda não pode quase nada frente ao que representa viver a realidade. Que assim seja, por muito tempo...

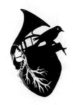

O motivo da consulta

    Entra em meu consultório uma senhora. Desacompanhada e com passo firme. A recebo, peço que sente e confiro no prontuário a sua idade: 88 anos.
    O aspecto geral era razoavelmente compatível com a idade. Até aqui sem surpresas.
    Pergunto o motivo da consulta. E ela explica:
    – Canto em um coral e atualmente não tenho mais conseguido dar "profundidade" na minha voz. Não tenho mais conseguido fazer a primeira voz. Tenho só feito a segunda ou terceira...
    Olhei para ela admirado... Ela continuou:
    – Esse é o meu problema, Doutor!
    Sorrindo.
    Parei, pensei:
    – Que inveja! E que responsabilidade!

(Fevereiro de 2019.)

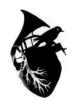

It is all about walking the dog

If you can calmly walk the dog, you are a rich man.

If you can't walk the dog because you don't have time; if you don't have time because you've got to work; if you've got to work because you need to make more money...

What are you going to do when you've got all the things you wanted?

You will calmly walk the dog. You will enjoy walking the dog slowly.

So, if you can calmly walk the dog, no matter how much you've got, you are a happy man! Enjoy!

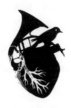

Sonhei com a Vó Ester

Era uma tarde qualquer. Quente, mas ainda época de aula. Picava a bola de basquete pela área, onde ela ficava sentada:
— Olha, Luís, essa bola é pesada, bate nalguma coisa, quebra.
Seguia picando... Bola Mikasa. Mini-basquete. Um gomo de cada cor.
Já tinha feito o tema e já tinha voltado do treino de basquete no Corinthians.
Na parede, 3 gaiolas: um azulão, um casal de Cardeais e um canário amarelo. Piso de lajota. Mesa de ping-pong de compensado, verde. Como o compensado era muito fino, a mesa envergava sobre cada cavalete. A rede, sempre meio solta, pois não prendia muito bem na borda da mesa. Mas ali é que eu sabia dar meus saques fazendo a bola picar nos dois lados e dar cortadas. Ao lado da mesa, sentava a vó. Cadeira de couro, armação de ferro. Bordas da cadeira

marcadas de apoiar as mãos. Ela com vestido 7/8 de cor clara e manga curta, estava quente. Travessas de Bagé (duas) nos cabelos brancos, e o mata-moscas. Ao lado do pé da cadeira, o cemitério das moscas daquela tarde. Em cima da mesa, um copo d'água. Sempre.

Na cozinha, Lucia preparava doces. Gurias (irmãs) viriam de Porto Alegre pra passar o fim de semana. Doce de banana com merengue por cima. Mas não podia comer! Era para o fim de semana!

Se conseguisse leite bom, teria também arroz de leite. Feito pela vó.

– Mas com esse leite de saquinho não dá! Ela diz.

Sábado de manhã, gurias saem com a mãe para compras. Remarcação no Waechter e no Kirst. Voltariam com sacolas para experimentar em casa. Eu, com o pai, vou buscar bebidas. Encostamos o Opala bege 78 no revendedor da Celina Bebidas e:

– Um engradado de Faixa Azul, um de Pepsi litro (garrafa de vidro, *diet* não existia) e uma caixa de água mineral para a vó. Fonte Ijuí! Obrigatório!

Acordei!

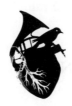

Obrigado

Neste Dia do Médico, gostaria de agradecer. Agradecer a médicos que me trazem hoje novo entendimento deste dia.

Neste Dia do Médico, gostaria de agradecer aos ortopedistas Rosito e Galia que, como numa orquestra, reconstituíram um fêmur em apenas uma hora.

Agradecer ao Doutor Murilo Foppa que, sem saber dia ou hora, realizou incontáveis ecocardiogramas.

Agradecer ao Doutor Regis Albuquerque que, a meu pedido, encontrou uma jugular em um paciente quase sem pescoço, por abordagem alternativa e de forma certeira.

Agradecer ao Doutor Oly Corletta que, em um domingo à tarde, deslocou-se ao Hospital de Clínicas para puncionar uma artéria e, com isso, melhorar a monitorização da pressão arterial.

Agradecer ao Doutor Sergio Loss que, em momento crítico, passou um cateter de Swan Ganz, introduziu um tubo oro-traquial e trouxe calmaria e paz a um momento de tormenta.

Por fim, agradecer, e aqui agradecer é pouco... Agradecer à dupla Doutora Nadine Clausell e Doutora Beatriz Seligman por terem sido maestras a regerem um orquestra grande e complexa. Por regerem com uma batuta, que por muitas vezes mais parecia uma vara de condão: ao tornarem possível o impossível; ao transformarem o sofrimento em alívio. Eram médicas, mágicas, fadas ou pessoas incríveis? Difícil dizer... Eram tudo isso.

Visitaram o paciente 4 ou 5 vezes por dia e fizeram incontáveis telefonemas. Voltaram ao hospital após a janta, acordaram paciente e plantonistas pela manhã... Por 25 dias.

Uma compilação de competência médica, humanismo, muito bom senso e esforço físico. Enfim, trataram o paciente e abraçaram a família.

Olho agora para o meu filho dormindo e penso que graças a estas pessoas, ele terá seu vô por muito mais tempo. E todos nós teremos o vô, o pai, o marido, o tio, o irmão, o nosso maestro, por muito mais tempo.

Graças a Deus, podemos agradecer a vocês, pessoas especiais, por tudo isso!

Em meu nome e de toda a família Beck da Silva, homenageamos estes Médicos (com M maiúsculo) neste Dia do Médico.

(18 de outubro.)

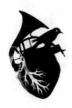

Jogo da Copa

Jogo da Copa: uma boa experiência.
Era pra levar meu filho. Foi pra toda a família. Era pra ver estrangeiros, vimos sim.
E vimos mais. Vimos gremistas e colorados ladeados, Coreanos e Argelinos dançando... Vimos alegria, respeito e paz.
Vimos o Marinha, no Caminho do Gol.
Porto Alegre? Sim, Porto Alegre... E eu nem conhecia! Esta eu não conhecia. Uma nova Porto Alegre. A que recebe estrangeiros e brasileiros. A que recebe porto-alegrenses.
Valeu!
E o jogo? Também foi bom. Sim, da Argélia com a Coréia!

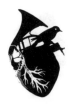

Sons e silêncios do verão

O silêncio da tarde indicava que todos dormiam. A algazarra pós-praia havia passado.

A siesta generalizada indicava o relaxamento do verão. Abro os olhos e vejo as buganvílias se apresentando à janela. Num primeiro segundo, ao despertar da siesta, há aquela dúvida:

– Onde estou?

Começo a prestar atenção aos sons... Aproveitando o silêncio.

Ouço eventuais cantos de bem-te-vis e, mais ao longe, de quero-queros. Ouço muito eventuais sons de carros passando, lentos.

Mas foi quando ouvi um homem passante gritando:

– Olha o puxa-puxaeeeee!!! Olha o puxa-puxaeeee!!

Foi então que concluí meu pensamento:

– Tô em casa.

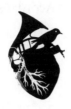

Um dia (perfeito) de praia

Dormir até o corpo acordar...
Café da manhã sem pressa...
Praia sem tralha, alugar cadeira e guarda-sol lá.
Jogar futebol com meu filho até ELE pedir pra parar.
Jogar frescobol até EU pedir para parar.
Tomar vários banhos de mar...
Pastel de queijo da Mariquinha...
Pra não perder o hábito: caipirinha.
Amigos para relembrar...
Ao chegar em casa, chuveiro na rua.
Musiquinha...
Cozinhar um peixe em casa, alcaparras e de cobertura: azeite de oliva.
Após o cafezinho, siesta de pijama...

Sestear até acordar... Acordar sem saber horário.

Voltinha de bicicleta, checar a lua e a estrela d'alva surgirem no horizonte.

Anoitecer lendo um livro na rede...

Repetir o peixe em família, com aperitivos de camarões fritos.

Conversar...

Deitar até os sonhos te levarem para algum lugar "piorzinho"...

Porque melhor que isso não fica...

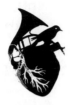

Carnaval na praia

O Carnaval pode ter muitos significados que mudam com o tempo, com o passar da vida... A vida segue e o Carnaval foi se transformando, para mim, em mais um feriado propenso pra viajar e descansar.

Minha lembrança mais marcante de Carnaval é pular em volta do salão da SABA (Sociedade dos Amigos do Balneário Atlântida – Xangri-lá/RS), embalados pelo "pirata da perna de pau", olhando a "cabeleira do Zezé", "a morena de Angola" e cantando clássicos, "no gogó"!

Mas a cigana leu o meu destino e eis que, após décadas de recessão, bateu uma vontade imensa de reviver o Carnaval raiz.

Numa mistura de clima de Carnaval e de uma "villa" italiana, fechamos a rua sem saída, juntamos vizinhos amorosos, famílias inteiras, amigos de uma vida, parceiros dos rodopios da SABA e novos amigos da praia. Serpentina e música não faltaram. Vimos nossas vizinhas septa e octogenárias sambando na rua com os netos... Luzes ao redor... Quase perdemos o trem das onze, afinal, moramos uma quadra além de Jaçanã.

Com tudo isso e regados por uma pitada de chopp, cantamos:

– Viver! E não ter a vergonha de ser feliz!

– É a vida! É bonita e é bonita!

...

E acho que assim quis a cigana.

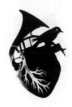

Palavras fortes

– O que houve comigo?
– A Senhora teve um infarto.
– Por que?
– A Senhora fuma?
– Fumo.
– Desde quando?
– Desde quando perdi meu filho.
Silêncio...

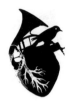

Sobre o que desejar
a um filho formando em Medicina

Sobre o que desejar a um filho formando em Medicina... Certamente uma tarefa e tanto nos dias atuais. Já vi coisas bonitas desejadas pelos pais aos seus filhos... Mas, recentemente, este meu colega, pai de formando, superou-se em generosidade, humanismo e amor ao discursar para seu filho e muitos convidados.

Primeiro deixou bem claro que foi criado com a devida liberdade, ambiente familiar aconchegante e muitas experiências memoráveis.

Depois também recordou suas exposições profissionais e agradeceu aos seus principais mestres, pois não se constroem bons cérebros também sem um bom preenchimento.

Mas, sobretudo, onde esse pai me levou os trocos e que me obrigou a puxar o guardanapo da mesa para colher uma lágrima que já descia rápido, foi ao expressar seu desejo de futuro ao filho.

Foi simples, mas disse muito...

Ele imaginou-se com mais idade, já meio "demenciadinho", meio sem saber onde seu filho andaria, mas saberia em seu íntimo que, "seja o que for que ele (seu filho) estivesse fazendo, estaria fazendo bem feito, estaria fazendo com gosto, estaria feliz".

Que formando feliz! Pensei.

Servi um vinho para o brinde...

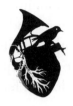

Voltando à terra natal

Quando estava na quinta série, organizei uma excursão da minha turma para Porto Alegre. Ponto alto da excursão: visita ao Olímpico Monumental. Me lembro de, na época, pesquisar preços e de escolhermos o "Expresso Gaúcho".
Hoje voltei à minha cidade Santa Cruz (do Sul)...
No lugar do Expresso Gaúcho tem uma Farmácia São João. Isso me chocou: no lugar do Expresso Gaúcho tem uma farmácia.
O Sport Club Corinthians hoje também é Clube União... Ficou: S.C. União Corinthians. E nem me avisaram!
Na frente da minha ex-casa, há um muro. E como todo muro: pichado.
Na casa de meu amigo e vizinho, há uma clínica médica. Onde era a casa de uma família muito querida e vizinha, com quem compartilhávamos sobremesas, hoje comprei carne para o churrasco. Tem uma boutique de carnes "Gourmet"!

Pelo menos a Igreja e a Prefeitura continuam no mesmo lugar... Graças a Deus!
Não posso me queixar de Santa Cruz. O tempo passa em toda parte. Porto Alegre também deixou o Olímpico Monumental se ir... Hoje tem nome de "Arena", local de batalhas...
Mas poderiam ter me avisado que no lugar do Expresso Gaúcho virou uma farmácia! E que meu clube do coração mudou de nome. Poderiam ter me avisado...
Também poderia um dia aparecer alguém e avisar: a infância acabou! Para a gente não achar que sempre que voltar a Santa Cruz vai ser guri de novo...

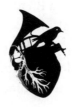

Paradoxos

Hoje: temos uma droga que aumenta BNP (marcador prognóstico) e diminui mortalidade de pacientes com insuficiência cardíaca (LCZ696); e uma droga que aumenta a glicose na urina e diminui mortalidade de pacientes diabéticos (Empagliflozina).

A Medicina não é lógica.

Os ensaios clínicos randomizados, fundamentais.

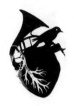

Pela metade

Eu a conhecia há muitos anos. Talvez dez. Nunca havia sido minha paciente. Sempre foi a esposa do meu paciente. Seu marido, este sim, já havia me dado trabalho.

Não a conhecia pelo nome, mas pelo sobrenome, em função do marido.

...

Quando a chamei, tinha a certeza do nome familiar, mas não estava certo de quem se tratava...

Vem ela. Em passo lento. Uma pessoa pela metade. Cabelo, rosto, peito, tudo pela metade. Tive a sensação até de que tinha apenas uma perna... Vinha só a metade!

Entra em minha sala, senta e diz:

— Estou aqui. 37 anos juntos... Faz 15 dias. Estou pela metade.

Contemplei. Pensei alto:

— Estou vendo...

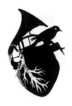

Mens Sana in Corpore Sano

Por que o Brasil perdeu para o Alemanha? Por que perdeu para Argentina recentemente? Por que o Brasil não ganhou a Copa do Mundo? Por que Ronaldo Gaúcho tem pecha de mercenário? Por que Neymar não desencanta na seleção brasileira?

Muitas perguntas aparentemente não relacionadas podem ter a mesma resposta.

Nosso país é um grande celeiro de atletas. A maioria com talentos inatos que desabrocham na adolescência. Neste momento, na hora da explosão do atleta, da descoberta do talento, o país peca. E muito. A primeira coisa que o jogador talentoso brasileiro recebe é dinheiro. Muito dinheiro. A segunda é um contrato milionário, geralmente acompanhado de uma mudança de endereço.

Quem de nós, com vinte e poucos anos, estaria pronto para a fama, para a riqueza súbita, para a imprensa diária e para eventos mundiais? Pressão de colegas, treinadores, patrocinadores, repórteres e, porque não, da família e amigos. Os conflitos familiares de nossos atletas vêm à tona constantemente: um tem seus negócios geridos pelo irmão, outro entrega o cuidado dos ganhos ao pai, outro sonha em dar um fogão para a mãe e dirige uma Ferrari...

A aposta dos clubes é pesada em treinadores. Os salários destes, muitas vezes mantidos em sigilo, representam o investimento do clube e a esperança das torcidas. Todos os clubes possuem assistência ortopédica e traumatológica, por motivos óbvios. Mas nenhum, ao que se saiba, investe em um psicólogo ou psiquiatra para atendimento dos jogadores. Talvez por não ser tão óbvio. Falo em atendimento individual, personalizado, orientado para os conflitos estritamente individuais. Não conheço clube brasileiro que invista nisso. Nem vejo disputa de um clube com outro pelo melhor profissional para assistência emocional...

Será que valeria a pena? Será que nossos atletas têm conflitos emocionais? Ou será que são todos "uma garotada saudável" boa de bola? A resposta é sim a todas as anteriores. Valeria a pena, sim, investir nisso, são saudáveis, sim, são muito bons de bola e têm seus conflitos, obviamente!

Clubes e torcida ignoram a tudo isso e importam-se com o "dentro de campo". Não se apercebem que o "dentro de campo" está totalmente relacionado com o "dentro de si".

Lembrem agora de alguns de nossos vitoriosos: Joaquim Cruz no atletismo, Gustavo Borges e Cesar Cielo na natação, Rodrigo Pessoa no Hipismo... O que estes têm em comum? Todos brasileiros, vitoriosos e treinados fora do Brasil. Qual a diferença?

As Olimpíadas nasceram noutra Era, quando já se pregava *Mens sana in corpore sano* (mente sã em corpo são). Venciam os mais completos, além de fortes e rápidos, tranquilos e tenazes.

Hoje nos esquecemos da mente de nossos atletas, damos um atestado de ignorância histórica e emocional, um desleixo não justificável. Resultado: nossos prodígios vão a campo bem treinados, musculosos, endinheirados, repletos de expectativa, pressionados até a tampa e afogados em conflitos. Placar: zero a zero.

Invistam em saúde emocional como investem em treinadores e teremos 190 milhões em ação, salvando a seleção e as copas do mundo (e olimpíadas) serão nossas!

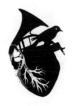

Primeiro dia

– Adeus, passado, bem-vindo, futuro!
Frase do Pedro, 5 anos, no primeiro dia de aula, ao entrar no colégio novo e desconhecido.

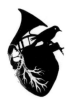

O Natal e a vontade de viver

Estávamos eu, minha mulher, meu filho e minha mãe em pé, na rua, à noite, assistindo a um espetáculo natalino que a cidade de Gramado oferece ao público. À minha frente, uma menina estava sentada nos ombros do pai. Me parecia um pouco pequena demais pra entender o que se passava. Às minhas costas, um senhor idoso e solitário me causava curiosidade por estar ali, interessado numa festa pública de Natal.

Lá pelas tantas, fazia parte do tema no palco nossa necessidade global de aumentar a esperança. Para isso havia um medidor, um "esperançômetro", que media a esperança naquele ambiente. Para aumentar o nível de esperança, era preciso fazer alguma coisa... Assim, um deu a sugestão de pedir para que as crianças batessem palmas!

Neste momento, a pequena menina à minha frente "se bota" a bater palmas freneticamente enquanto saltitava em cima dos ombros do seu pai. Acompanhada de milhares de outras crianças, o esperançômetro do Natal começava a marcar mais e mais esperança na Terra. Momento que, confesso, emociona os não-pobres de espírito. Me impressionou que a pequena menina entendia o espetáculo e parecia, inclusive, "contribuir" para a nosso nível de esperança.

Olhei discretamente para o velho às minhas costas e flagrei seu semblante de descrença, girando sua cabeça discretamente para os lados, claramente em desabono ao momento.

Aquela cena resume o ciclo vital: a criança, com pouco passado e imenso futuro, é um tanque cheio de esperança, portanto, de vida. O velho, com enorme passado e futuro restrito, é um tanque vazio de esperança.

O esperançômetro do espetáculo de Gramado nada mais é que um medidor de nossa quantidade de vida. Com muita esperança temos muita vida. Sem esperança, nossa vida está no fim. Será que o esperançômetro precisa ter a ver com a idade? Ou podemos ter esperança e vida a qualquer tempo?

O que tenho visto, tanto na rua quanto no consultório, é que temos velhos com esperança (e em geral com saúde) e muitas vezes jovens de tanque vazio. Quem viverá mais?

(Zero Hora, Porto Alegre, RS – 3 de dezembro de 2018.)

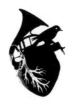

Mulher escabelada

Outro dia comentei o quanto respeito e admiro pessoas idosas, inteligentes e doentes.

Hoje me ocorre comentar o quanto "respeito" mulheres maduras e escabeladas. Esta pessoa em geral precisa atenção. Está em franca necessidade de atenção. E possivelmente minha atenção máxima não será suficiente.

Melhor explicando: uma adolescente escabelada, pode ser rebeldia, ou simples descuido. Uma idosa escabelada, pobre cuidado ou atendimento. Mas uma mulher ativa, madura e escabelada, está a beira de um colapso! Toda a atenção! Alto risco!

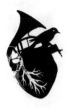

Norte

Não almejo viver muita quantidade,
mas saborear e terminar em paz.

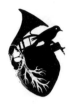

Plantão

Seu Aldecir, 74 anos, leito C. Fui vê-lo pela primeira vez dois dias após ele ter um infarto. Me apresentei e perguntei o que havia acontecido com ele. Me respondeu:
— Há 2 dias foi o aniversário da minha filha. Ela foi jantar na minha casa. Comemos e nos divertimos. Foi um momento muito agradável... Na manhã seguinte estava internando aqui pelo infarto.
— Como o Senhor está agora?
— Agora estou ótimo. Este hospital é uma maravilha. Eu chego aqui e já melhoro. Estou sendo muito bem atendido.
— Sente alguma dor ou falta de ar?
— Nada. – Afirma ele. E continua – Doutor, eu preciso ficar bem. Cuido da minha esposa, sou casado há 51 anos. Ela não fala e não caminha por sequela de um AVC. Ela depende de mim. E eu preciso voltar pra casa.
  Naquela mesma manhã Seu Aldecir havia feito um exame que evidenciava que ele estava com 18% do

funcionamento do coração. Enquanto eu olhava este exame e pensava que o paciente estava melhor que o seu exame...

Parada cardíaca!

Ele fechara os olhos e caíra para trás! Nos "atiramos" em cima dele para reanimá-lo. O ritmo cardíaco voltou... Alívio!

Mas voltou a parar e a sua gravidade não permitiu que o coração resistisse àqueles eventos. Um momento de silêncio tomou conta de toda a equipe. Não era um evento esperado. A filha, ao despedir-se, emocionada, beijou sua testa e disse:

— Vou cuidar dela tão bem quanto tu cuidava! Vou cuidar muito bem! Até quando ela quiser ir ao teu encontro. Fica em paz. E saiu aos prantos.

E eu? Bem, eu saí como sempre saio destas experiências: mais humano.

(Maio de 2020.)

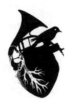

Semelhanças

Sinal dos tempos: hoje apreciei um restaurante pela qualidade das cadeiras. Lembrei meu pai.
Sangue não é água.

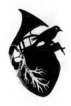

Ponto de vista

Tudo na vida é uma questão de perspectiva e ponto de vista.

Examinando um paciente de 81 anos, com queixas de cansaço:

– Seu fígado está palpável bem abaixo de onde deveria estar...

– O Senhor quer dizer que meu fígado está caído?

– Não, quero dizer que seu fígado está aumentado...

– Ah, bom. – E tranquilizou-se. – Melhor aumentado do que caído, sempre.

Rimos...

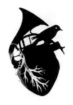

O que fazer enquanto vivo?

Hoje David Coimbra escreveu sobre "O que fazer depois de morto". Após discorrer sobre famosos que vagam como alma penadas, ele alude ao que faria após sua própria morte: sentaria numa mesa de bar com seus amigos, ouvindo histórias sobre mulheres difíceis e gols fáceis. Faria isso para todo o sempre. Se não lhe pedissem um chope, faria murchar as batatas fritas, com seu poderes de fantasma. Pensei que poderia escrever "O que fazer enquanto vivo". Um assunto que anima qualquer reunião social. Mas certamente poderia resumir-se a tentativa de responder a uma pergunta:
    – O que te faz feliz?

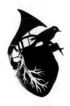

Um naco da alma de meu pai

Hoje, sem aviso prévio e sem preparativos, encontrei antigos amigos do meu pai. Amigos do pai conhecem o teu DNA mais do que ninguém...
Encontrei amigos do meu pai que se divertiram com ele, por anos, inclusive um amigo médico que teve a oportunidade de atender e salvar a vida do meu pai no dia da minha formatura. Sim, no dia da minha formatura em Medicina, meu primeiro paciente foi meu pai. Levei-o para o hospital e este "agora colega" o salvou. Inesquecível!
Hoje o destino quis juntar, em um momento ímpar, estes amigos, este salvador e eu. Estes amigos relembraram expressões que meu pai dizia quando nos convescotes, imitaram o jeito que meu pai arrumava os óculos, lembraram histórias vividas ou contadas, lembraram façanhas e, sobretudo, declararam amor ao meu pai.
Estes amigos de meu pai guardam um pedaço da alma dele... Está ali, intocada e guardada, numa redoma afetiva,

um naco da alma de meu pai. Esta alma guardada foi vaporizada hoje e nos permitiu sentir o cheiro do meu pai em meio a um momento festivo, tal como ele apreciava.

Obrigado, Euler, por ter salvado meu pai naquele dezembro de 1994 e obrigado, Lobato e Grecellé, por terem, mesmo que por alguns instantes, terem hoje ressuscitado meu pai e nos trazido ele de volta, vivo, presente, agregador e festeiro.

Onde mais poderia ficar a alma de alguém querido, do que no coração dos amigos?

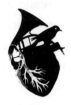

O ser humano é genuinamente mau? Ou bom?

Se imaginarmos os 4 bilhões de anos de vida na Terra transcorridos em apenas um ano, o homem surgiria em 31 de dezembro, lá pelas 23h. E a agricultura iniciou às 23h58min. Portanto, surgimos e nos espalhamos de repente. Na história da evolução, somos um bebê.

Estudos arqueológicos têm indicado que o homem forrageador não enfrentava guerras, vivia de caça e coleta e não morria de forma violenta. A guerra, a priori, não ocorria. Este modus operandi perdurou por um imenso período na história.

Mas por que o *Homo Sapiens* prosperou? Talvez por sua inteligência. Já sugere o nosso "nome" *sapiehs*. Com uma "inteligência maquiavélica" usaríamos nosso cérebro para vencer? Maquiavel recomendava não demonstrar emoções. A vergonha não serviria a nenhum propósito. Já Darwin, nosso maior evolucionista, definiu que a capacidade de corar (de vergonha) "é a mais peculiar e a mais humana de todas as expressões".

Ora, se temos a capacidade inata de corar, então nascemos programados para reconhecer o certo? E o errado? Segundo Hobbes, desde que cercamos um pedaço de terra para plantar, ao invés de caçar e coletar, iniciamos a temer ataques, a nos proteger e, eventualmente, agredir. As guerras seriam a consequência máxima das disputas de espaço.

Já J. J. Rousseau defende que o homem é bom por natureza. Citemos as descrições de 1492 dos homens "civilizados" chegando às Bahamas e descrevendo a passividade e benignidade dos nativos americanos.

As notícias, em geral, contribuem em muito para criarmos uma concepção de que o ser humano é um ser, genuinamente, "do mal". As boas ações do ser humano em geral não são notícia. A solidariedade que nos desperta nas enchentes, nas catástrofes, tem grandeza e valor subnotificados. Na minha prática, vejo famílias ajudarem vizinhos de quarto do hospital, às vezes oferecendo até a própria casa para auxiliar uma família desconhecida e fragilizada. Um inglês comprou uma casa para emprestar a uma família Ucraniana emigrada. Encontrei estatísticas da Segunda Guerra Mundial que demonstram que a maioria das armas utilizadas por soldados ingleses e franceses estavam carregadas ao fim da guerra e não haviam disparado tiros. A maioria dos tiros é efetuada por uma minoria.

Enfim, o assunto é longo, mas tendo a dizer que somos genuinamente bons. A civilização, como evento da humanidade, é algo recente. A guerra, uma doença humana adquirida.

(Zero Hora, Porto Alegre, RS – 11 de julho de 2022.)

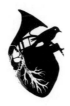

Sobre a qualidade do fim

Se viver é importante, e é, como será quando acaba? Se a única certeza que temos é a de que um dia acabaremos, por que temos tanto temor da morte? Por que até evitamos falar no assunto? Por que tantos tabus, tantas crenças?

Estes assuntos fazem parte do meu dia a dia e o que mais me chama a atenção é a variedade de sentimentos, ou as diferentes formas de enfrentar a sua própria finitude ou a de um familiar chegado.

Vejo fins tumultuados, sofridos, doídos, lentos, inesperados, desejados... E vejo até fins tranquilos. Sim, a morte pode não ser a pior coisa a acontecer para uma pessoa ou família. O sofrimento, sim. A morte é obrigatória. O sofrimento, não.

Tentando fazer algum sentido sobre esta fase da vida, vejo que algo que importa para que cheguemos mais inteiros à reta final é termos uma consciência de quem somos.

Parece simples. Mas não é. Sabermos quem somos, ou o que somos, pode parecer bem difícil. E é...

Outro aspecto importante para cruzar bem a linha de chegada é ter pendências resolvidas. Este é um outro capítulo... Certamente os entendimentos e compreensões que cada um pode ter de si próprio são tão variados quanto as facetas do enfrentamento que cada um tem como o seu fim. A certeza do que somos é, portanto, quase impossível. Ouviremos que somos 90% água e 10% outras matérias... Que somos pequenos seres rastejantes como formigas na face do planeta Terra; que somos conglomerados de energia; que somos animais evoluídos com o polegar opositor ou que somos almas repletas de amor como descritas por Shakespeare, cheias de afeto e delicadeza como por Cecília Meireles ou cheios de força e virilidade como por Castro Alves.

No entanto, a forma como estamos postados frente às incertezas da vida, como nos entendemos, como nos conhecemos, como somos, como nos sentimos será determinante para a paz no percurso final.

Hoje, um senhor muito doente, no leito, mas lúcido, falava comigo o tempo todo de olhos fechados. Conversa monossilábica, mas importante. Lá pelas tantas, perguntei:

– Por que o senhor não abre os olhos?

Ao que ele prontamente retrucou:

– Não precisa...

Aquelas duas palavras estavam encobertas por conflitos. Um homem que precisava muito e estava recebendo a devida atenção julga não ser necessário abrir os olhos para tratar de sua própria vida... Minha próxima pergunta foi:

— O que está mais lhe incomodando agora?
A resposta veio, desta vez não sem antes abrir os olhos:
— Minha mulher!
Aqui um exemplo de uma pendência não resolvida. Certamente um catalisador de dor e sofrimento. Uma dor para a qual não tem analgésico.

Inevitável, nestes momentos, fazer um exercício de como vislumbrar meus últimos dias na odisseia terrestre. Pensei...

Não quero estar sozinho. Quero meu filho comigo e, se possível, minha mulher. Não quero entrelinhas nem caras e bocas. Quero franquezas. Quero todos na mesma página. Juntos. Conscientes do momento. E, se houver dor, que não seja da alma. Para o resto, um doutor que me entenda.

(Zero Hora, Porto Alegre, RS – 7 de março de 2017.)

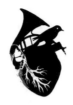

Sobre confiança e obstinação

Tenho uma paciente chamada Jurema. A Jurema tem aproximadamente 50 anos, é muito humilde, tem doença cardíaca grave, além de outras condições também graves no pâncreas, fígado e rim.

É uma mulher mirrada pelas suas mazelas. Pesa em torno de 50 quilos. Jurema tem um marido que, quando internada, acompanha-a continuamente. Quando em consultas, o marido que a leva. Os remédios que toma, o marido quem cuida. Costuma-se dizer que Jurema só está viva pelo cuidado do marido, O que é evidente.

Jurema tem dois filhos. Estudaram numa escola acanhada da Lomba do Pinheiro, na periferia de Porto Alegre. Fizeram o ensino médio na Escola Julio de Castilhos, escola pública estadual referência no passado, mas agora noticiada como em decadência e negligenciada pelo Estado.

Hoje, a filha mais velha de Jurema estuda no quinto ano de Medicina numa boa Universidade privada. Seu filho mais moço também é universitário. Ao lhe perguntar como ocorreu a viabilização do curso de Medicina numa universidade privada, Jurema me respondeu, com tranquilidade e orgulho, enquanto no leito do hospital, internada pela sua cardiopatia: "Minha filha pediu uma bolsa de estudos à direção da Universidade, como ela havia sido a melhor classificada do Vestibular de Medicina daquele ano, a universidade lhe deu uma bolsa para custear todo o curso."

Fiquei sem palavras... Em seguida, complementei: "Sem cotas!"

E ela concordou novamente sem esconder orgulho: "Sem cotas."

A filha de Jurema visita sua mãe sempre que pode, pois já trabalha enquanto cursa Medicina.

Nunca indagou à equipe sobre o tratamento de sua mãe. Perguntei o porquê. Jurema me respondeu: "Ela confia nos médicos..."

A filha de Jurema confia nos médicos, a filha de Jurema confia na Medicina, mas a filha de Jurema confia, sobretudo, em si própria!

É destas pessoas que a universidade e o Brasil precisam. Que vencem por suas obstinações e qualidades. Sem cotas, sem tapinhas nas costas e sem injustiças raciais ou sociais. Estamos trabalhando para Jurema sobreviver. Pelo menos mais um ano. Para a formatura!

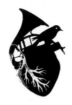

Pós-férias

Férias funcionam quando notamos que nos permitimos ao pensamento livre. Quando permitimos que tomemos menos conta do mundo. Quando percebemos que gastamos grande parte de nossa existência preocupados com extensas ninharias. Quando percebemos que o mundo não para no momento que paramos. Quando ouvimos o silêncio. O meu e o do outro. Que não somos o piloto desta viagem e que, muitas vezes, tudo o que precisamos é sentar à janela. Observarmos... Afinal, somos passageiros. Finitos.

Observar os álamos, lado a lado, que quebram os ventos das planícies que protegem as "bodegas" de Mendoza. Dar-se conta como num click de onde vem a palavra "alameda". E passar por uma.

Observar os plátanos, que trocam de roupa a cada estação. Acertam sempre a cor... Que perdem folhas quando venta... Sábios adaptados ao planeta. Sensíveis.

Admirar Darwin. Darwin foi brilhante. E não o teria sido se não tivesse viajado... Viajar é importante. Às vezes acho que apenas realmente penso quando viajo. Estive, acho que pela primeira vez, em um local onde teria estado Darwin. Vi o que Darwin também viu. Após saber disso, parece que o que vi se revestiu de mais sentido. Darwin deu asas ao pensamento livre. Acreditou no que pensou. Sentiu o que viu. Foi um plátano. E hoje é Darwin.

Falar outras línguas. Ouvir comentários de estrangeiros sobre o nosso país... Ouvir de um amigo sueco a seguinte frase após falar sobre a política do governo brasileiro:
– *But even a monkey would know this would not work out!*

Pois é. Ver, portanto, que não estou louco.

Férias é bom para voltar ao trabalho.

Tomar conta de tudo, de novo.

Segurar o vento como um álamo.

E adaptar-se às estações, como um plátano.

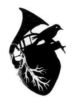

Uma tarde de consultório

Tudo na vida é relativo. Tudo.
Esta foi a frase da minha tarde.
Um aposentado diz:
— Doutor, adoro uma fila. Quando vou ao banco e não tem fila, fico frustrado... Na fila converso, deixo passarem na minha frente, me divirto...
Uma paciente com câncer de mama diz:
— Tenho certeza que vai dar tudo certo. Depois ainda vou escolher o tamanho dos meus novos "air bags"... Risos...
Uma paciente com insuficiência cardíaca, que melhorou, diz:
— Desinchei. Tô toda enrugada. Mas durmo sem falta de ar. Tá ótimo!
Consultório. Vida como ela é.

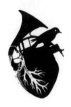

Uma boa história

Meu paciente, um senhor de 77 anos, foi encaminhado a mim por apresentar miocardiopatia dilatada. Descoberto ocasionalmente em função de arritmias que vinha apresentando e foi a mim encaminhado por outro colega cardiologista.

Ele apresentava 30% de funcionamento do coração. Eu indiquei que ele precisava implantar um desfibrilador: uma espécie de marcapasso que detecta arritmias e "parada" do coração e automaticamente administra um choque ao paciente e reverte a situação.

Foi muito difícil convencê-lo a colocar tal aparelho. Horas de conversa com ele e a família. Muitas horas... Até que finalmente ele concordou e então submeteu-se ao implante do dito desfibrilador. Isso ocorreu em novembro de 2010.

Em março de 2011, ele teve uma incomodação em uma reunião e sentiu um "coice" no peito. Era o desfibrilador que havia dado um choque. Reavaliando o episódio, detectamos que aquilo seria uma real parada cardíaca e o paciente teria falecido caso não tivesse implantado o desfibrilador. Seguiu seu tratamento e me perguntou se poderia voltar a nadar, pois tinha este hábito até adoecer. Autorizei.

Voltou a treinar.

Nada com um grupo de 4 amigos: um operado com ponte de safena, outro já operou um tumor do cólon, outro já havia levado um tiro no pulmão e guardava a bala no peito como amuleto e o meu paciente com miocardiopatia e um desfibrilador implantado.

Treinaram, treinaram... E entraram em um desafio de bater o recorde sul-americano de revezamento 4x50m na categoria com média de 75 anos.

Não é que ganharam o recorde sul-americano da categoria!

Hoje o paciente veio ao meu consultório para me trazer um presente: me deu em mãos a medalha do recorde sul americano e me disse: é tua!

Me emocionei muito e pensei: é disso que vale a vida!

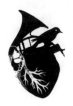

Réveillon: o que importa?

Parafraseando David Coimbra, que nos brindou com um grande texto pré-Réveillon, reafirmo que "o que a gente precisa para fazer uma boa festa, é de gente de quem se gosta".

Ele, David, já passou o Réveillon em Paris e não gostou. A avenida por onde passou Napoleão não é suficiente para um grande Réveillon.

Nestas datas corre-se o risco de se pensar naquilo que se gostaria de ter ou ser e não tem ou não é, ou regozijar-se daquilo que se tem ou é. São riscos da época...

Mas o mais importante, mais importante mesmo, é ter por perto, ou no coração, as pessoas de quem se gosta. Neste Réveillon, as pessoas que gosto estarão comigo em Canela, mas também em Atlântida, em Santa Cruz, em Curitiba, em Lisboa, em Macaé e no céu. O mais importante, o mais importante mesmo é que todas estejam perto, dentro do peito, e assim brindaremos juntos. De alma completa. Não importa onde se esteja. O que importa é onde se sente.

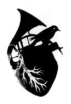

Seu Jorge & Daniel Jobim: eu fui!

Começou há pouco mais de dois meses. No Rio. Na saída de uma festa... Num encontro na calçada de Seu Jorge com Daniel Jobim que surgiu uma ideia. Juntar a voz de trovão de Seu Jorge com a voz, que contém a herança de Tom Jobim na genética e na alma, de Daniel Jobim. Uma ideia materializada em Porto Alegre.

Ontem o melhor do Rio desceu em Porto Alegre. Trajetórias distintas juntaram-se no mesmo palco. Um com a herança inata da bossa nova, trazendo a dinastia Jobim. Outro nascido e crescido na favela, cantor e instrumentista de sucesso mundial e residente em Las Vegas. O casamento perfeito de Ipanema com a malemolência do morro. O Samba com alma e pedigree.

Seu Jorge canta, toca violão, flauta transversa, pandeiro e encanta.

Daniel Jobim traz no piano talento e na voz o incrível mesmo timbre de voz do avô.

O show traz paixão, amor, desilusão e tristeza. E tristeza não tem fim. Felicidade sim. O show revive a bossa nova. Um samba de uma nota só. Eu, como um mero desafinado, senti, que no peito dos desafinados, também bate um coração.

Termina com uma garota de Ipanema que, quando ela passa, o mundo inteirinho se enche de graça por causa do amor...

Uma promessa de vida no seu coração! Como as águas de março.

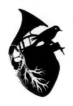

Suíça

Na Suíça:
Trens e bicicletas funcionam.
Silêncio é cultivado.
Cachorros não latem.
Turismo é um prazer.
Chocolate, uma indecência.

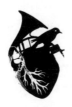

Lua de despedida

É uma noite de sexta-feira de fevereiro. Já além da meia noite. Céu claro e lua cheia. Todos dormem. Ao invés de rodas de chopes, temos ruas desertas e muito silêncio. Apenas alguns latidos de cachorros ao longe quebram o silêncio absoluto da noite.

Deitados, olhando a lua pela janela, abraço meu filho. Ele me pergunta:

– Pai, quando passar a pandemia, eu posso ir visitar a vó?

Abraço ele mais forte, ambos sintonizados com o silêncio:

– Meu filho, acho que a pandemia pode durar mais que a vó.

Seguimos ali, num longo silêncio...

Meu pensamento divaga para múltiplos focos... O oxigênio concentrado que é empurrado para dentro dos pulmões da minha mãe neste instante, suas mãos frias, seu corpo aquecido por um colchão térmico, mas não mais pelo calor do abraço dos netos... Sua solidão...

    A cidade parada por um vírus. Milhares de corações parando... As inéditas fotos da superfície de Marte... Quem sabe devêssemos fugir para lá? Quantos de nós poderiam ir? Haveria vírus em Marte? Se nós, humanos, fôssemos para Marte, viraríamos marcianos conscientes? Ou em meio a uma eventual pandemia em Marte, seguiríamos discutindo imunidade parlamentar e enviando drones para Saturno enquanto nossos familiares morrem por falta de imunidade ao vírus de Marte? Será?

    Haveriam marcianos contra a vacina? Ou humanos?

    Segue o silêncio e digo:

– Vamos escovar os dentes, antes de dormir?

– Só um pouquinho, tá tão bom aqui...

– Sim... Pode escovar depois.

    Seguimos olhando a lua, ouvindo os latidos ao longe... Penso na única parede do mundo que tem as fotos de toda a família, a da sala da minha mãe. Deixará de existir...

    Não terei mais a quem pedir conselhos... Ou uns trocos... Poderei apenas dar.

– Meu filho, passamos de fase...

– No *Fortnite*?

– Não. Na vida.

Sorrimos.

– Só gostaria que minha vó não fosse com o vírus.

Silêncio...

– Gostaria que fosse com Deus.

Amém.

(*26h antes da partida...)

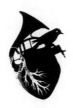

Sentido

Trabalhar, viver e amar.
E estar bem com isso...
É isso.